脑胶质瘤诊疗新进展

漆松涛　江　涛　牟永告　于书卿　主编

中国协和医科大学出版社

北　京

图书在版编目（CIP）数据

脑胶质瘤诊疗新进展 / 漆松涛等主编 .—北京：中国协和医科大学出版社，2021.9
ISBN 978-7-5679-1820-7

Ⅰ.①脑…　Ⅱ.①漆…　Ⅲ.①脑肿瘤－神经胶质瘤－诊疗　Ⅳ.①R739.41

中国版本图书馆CIP数据核字（2021）第171974号

脑胶质瘤诊疗新进展

主　　编：漆松涛　江　涛　牟永告　于书卿
策划编辑：田　奇
责任编辑：田　奇
封面设计：许晓晨
责任校对：张　麓
责任印制：张　岱

出版发行　**中国协和医科大学出版社**
　　　　　（北京市东城区东单三条9号　邮编100730　电话010-65260431）
网　　址：www.pumcp.com
经　　销：新华书店总店北京发行所
印　　刷：小森印刷（北京）有限公司

开　　本：787mm×1092mm　　1/16
印　　张：11.25
字　　数：200千字
版　　次：2021年9月第1版
印　　次：2021年9月第1次印刷
定　　价：100.00元

ISBN 978－7－5679－1820－7

前　　言

　　胶质瘤是成年人最为常见的原发恶性脑肿瘤，由于治愈率低下造成严重的经济和社会负担，也是国内外重点防治的常见肿瘤之一。胶质瘤一直以来都是国际热点研究领域。随着现代科学技术的飞速发展，近年来脑胶质瘤领域的基础与临床应用研究都取得了令人瞩目的成果。特别地，随着肿瘤基因组图谱计划与肿瘤精准诊疗理念的不断深入，胶质瘤的分子遗传学、病理学、诊断与治疗技术均出现了前所未有的进展，也同时促进了脑胶质瘤整体诊治水平的提升。

　　为此，我们组织国内从事脑胶质瘤临床与基础研究的诸位专家学者，围绕近年来脑胶质瘤诊疗领域的新进展进行总结归纳，编撰本书，以飨读者。本书在内容上分为七篇，分别重点介绍脑胶质瘤的诊疗规范、分子影像学、脑功能区精准定位与保护、脑胶质瘤相关癫痫、多学科诊疗模式、靶向治疗与免疫治疗、诊疗新理念新技术等多个研究领域。本书编写过程中，力争做到内容丰富、全面、先进、时效，能够反映脑胶质瘤领域最新的研究成果和技术应用。同时，本书也更多地融入了作者个人多年来积累的学术观点和科学方法，相信可以为从事脑胶质瘤临床和科研工作的医生和学者提供参考。

　　本书由多位学者集体编写而成，由于时间、条件和篇幅所限，本书的深度、广度及措辞未必把握准确，疏漏之处也在所难免，敬请广大读者和同道不吝批评指正。希望该书的出版能为促进我国脑胶质瘤的规范化诊治及高质量创新转化研究发展起到重要作用。

随着微创医学、循证医学、转化医学以及精准医学的不断发展与实践，脑胶质瘤患者的生活质量和存活期逐步提高，我们有理由相信，胶质瘤的规范化诊疗和全程化管理必将使恶性胶质瘤成为一种可以长期有效控制的慢性疾病，并为更多的胶质瘤患者带来福音和希望。

江　涛　教授

首都医科大学附属北京天坛医院神经外科副主任

北京市神经外科研究所副所长

中国脑胶质瘤协作组首任组长

中国医师协会脑胶质瘤专业委员会首任主任委员

中国抗癌协会脑胶质瘤专业委员会主任委员

中国脑胶质瘤基因组图谱计划负责人

亚洲脑胶质瘤基因组图谱计划负责人

目　　录

PART Ⅰ　脑胶质瘤诊疗规范解读

PART Ⅱ　脑胶质瘤分子影像学

PART Ⅲ　脑功能区精准定位与保护策略

PART Ⅳ　脑胶质瘤相关癫痫诊疗新技术

PART Ⅴ 脑胶质瘤规范化治疗及多学科诊疗模式推行

PART Ⅵ 脑胶质瘤靶向治疗及免疫治疗新进展

PART Ⅶ 脑胶质瘤诊疗新理论新技术展望

PART Ⅰ

脑胶质瘤诊疗规范解读

《脑胶质瘤诊疗规范》引领脑胶质瘤质量控制体系建设

杨学军[1]　江　涛[2]　毛　颖[3]　蒋传路[4]　马文斌[5]　尤永平[6]　毛　庆[7]

1. 天津医科大学总医院　2. 首都医科大学附属北京天坛医院
3. 复旦大学附属华山医院　4. 哈尔滨医科大学附属第二医院
5. 中国医学科学院北京协和医院　6. 南京医科大学第一附属医院
7. 四川大学附属华西医院

恶性脑胶质瘤是中枢神经系统最常见的恶性肿瘤，迄今5年生存率仍不足10%。近十年来，在新型化学治疗和生物治疗的推动下，其他系统恶性肿瘤疗效有了不同程度的改善，但恶性脑胶质瘤仍面临新疗法匮乏、复发后无标准方案的诊疗困境，凸显其难治性。2018年12月国家卫生健康委员会（卫健委）主持制定并颁布了《脑胶质瘤诊疗规范》，连同其他17种恶性肿瘤的诊疗规范，以国家行政命令形式要求各地各级卫生健康委员会遵照执行。本文将概述《脑胶质瘤诊疗规范》颁布两年来，在"健康中国建设"方面所起到的促进作用。

一、脑胶质瘤诊疗规范促进我国脑胶质瘤医疗服务水平提升

2018年初，国家卫健委明确提出，《脑胶质瘤诊疗规范》的制定要结合国际、国内成熟的新技术、新药物，配合抗肿瘤药品有关政策的调整，推进诊疗新技术的应用。2018年12月《脑胶质瘤诊疗规范》颁布时，国外指南所推荐的一些胶质瘤诊疗技术（包括术中荧光、卡莫司汀（BCNU）缓释膜片、肿瘤电场治疗以及贝伐珠单抗治疗）还没有进入中国。正是遵循国家卫健委的指示精神，《脑胶质瘤诊疗规范》按照循证医学证据级别对这些疗法进行推荐，推动了这些诊疗新方法尽快服务于中国胶质瘤患者。

1. 肿瘤电场治疗（tumor treating fields，TTFs）　TTFs能破坏快速分裂的肿瘤细胞，其副作用相对较小，患者依从性高。数据表明其能够延长新诊断胶质母细胞瘤患者的无进展生存期和总生存期。经美国食品药品监督管理局（FDA）批准，TTFs于2011年首先用于治疗复发性胶质母细胞瘤，并于2015年扩大适应证范围至新诊断胶质母细胞瘤。2018年最新版美国国立综合癌症网络（National Comprehensive Cancer Network，NCCN）指南将"常规放疗＋同步和辅助替莫唑胺（temozolomide，TMZ）

化疗＋TTFs"作为胶质母细胞瘤1类推荐。我国卫健委《脑胶质瘤诊疗规范》也推荐TTFs用于新诊断胶质母细胞瘤（1级证据）和复发胶质母细胞瘤（2B证据）的治疗。2019年3月以色列Novocure公司研发的TTFs在中国香港上市，TTFs 2020年5月又通过国家药监局审批免临床试验在中国内地上市。在此之前的一年半中，TTFs已经在学术研讨、知识科普、病人宣教等方面进行了充分准备。至此，中国胶质母细胞瘤患者将可以在内地使用TTFs治疗，也有机会参加包括TTFs的各种联合治疗试验。我们期待在胶质母细胞瘤的电场治疗方面贡献出中国经验。

2. 贝伐珠单抗药品适应证　贝伐珠单抗（bevacizumab）是唯一被国内外脑胶质瘤诊治指南推荐用于复发胶质母细胞瘤治疗的单抗类靶向治疗药物，其主要机制是抑制肿瘤血管新生和修复血脑屏障。尽管贝伐珠单抗并未延长复发性胶质母细胞瘤患者的总生存期，但延长无进展生存期和改善生活质量的作用已为国外多个随机对照的Ⅲ期临床试验所证明。在国内，复发性胶质母细胞瘤的治疗并未纳入贝伐珠单抗注射液的适应证。2020年7月，国家药监局药品评审中心组织了贝伐珠单抗注射液评审咨询会议。在获得专家一致性推荐后，贝伐珠单抗注射液于2020年9月获准用于复发性胶质母细胞瘤患者的治疗。

3. 5-氨基乙酰丙酸（5-aminolevulinicacid，5-ALA）　荧光介导胶质瘤切除术有望进行桥接试验，以术中导航、术中磁共振、术中B超为代表的术中引导技术以及功能定位技术的推广，使"最大限度地安全切除"实践性得到增强。但在手术野残余肿瘤的探测技术方面，仍主要依靠荧光技术。5-氨基乙酰丙酸通过血红素合成途径代谢成带荧光的原卟啉Ⅸ，积聚在恶性胶质瘤细胞中，借助于发射波长为400nm蓝光的手术显微镜，可以在脑组织的蓝色背景中，识别红色荧光的肿瘤组织；与其他影像和神经功能实时引导技术结合，该技术可促进残余肿瘤的识别切除以及神经功能的保护。由于国内市场无5-氨基乙酰丙酸，长期以来有些神经外科中心使用荧光素钠替代，但荧光素钠并不能进入肿瘤细胞而仅存留在微血管和细胞外液，具有明显的缺陷。2020年11月，国家药监局已组织专家进行初步论证，并建议在国内进行临床桥接试验。

4. 脑胶质瘤的整合式诊断　《脑胶质瘤诊疗规范》对脑胶质瘤神经病理学与分子病理学的规范化诊断提出了具体要求，促进了国内神经肿瘤中心及公共检测平台对必需分子诊断指标的检测研发。根据中枢神经系统肿瘤分子信息与分类实践联盟公布的信息，在第五版世界卫生组织（WHO）中枢神经系统肿瘤分类中将采纳的一些关键整合式诊断信息，已被国内公共检测平台作为医疗检测商品研发并提供。例如，依照组织学标准只能诊断为WHO Ⅱ级或WHO Ⅲ级的"星形细胞瘤，IDH野生型"，具有下述一项或多项分子特征：EGFR扩增；＋7/－10染色体拷贝数改变；或TERT启动子突变。因其临床结局类似于"GBM，IDH野生型"，故命名为"弥漫性星形细胞瘤，IDH野生型，具有GBM的分子特征，WHO Ⅳ级"。与坏死和微血管增殖一样，CDKN2A/B纯合性缺失也将作为诊断"星形细胞瘤，IDH突变型，WHO Ⅳ级"的标准。上述分子检测项目的开展促进了临床对恶性胶质瘤的整合式诊断及风险评估，防止了对恶性级别的误判而造成的治疗强度不足及预后错估。

二、脑胶质瘤诊疗规范促进我国脑胶质瘤质控体系建设

纵观脑胶质瘤领域的医学共识、指南和规范，我国学术界在此领域非常活跃。《中国中枢神经系统恶性胶质瘤诊断和治疗指南》是我国首个脑胶质瘤诊治指南，在周良辅院士领导下，已连续更新3版，极大促进了胶质瘤的临床诊疗。近年来，国内不同专业学术团体/专家群体也制定了不同专业特色的脑胶质瘤诊治共识/指南，在唤醒状态下脑功能区胶质瘤手术、成人幕上低级别胶质瘤手术、脑胶质瘤分子诊疗、脑干胶质瘤综合诊疗、胶质瘤放疗、胶质瘤免疫和靶向治疗、胶质瘤多学科诊治（MDT）、弥漫性胶质瘤相关性癫痫诊疗等方面给出了专业性的指导。值得一提的是，中国胶质瘤协作组（CGCG）2016年在 *Cancer Letter* 上发表的 "CGCG clinical practice guidelines for the management of adult diffuse gliomas" 是首个在国际领域发表的源自中国的脑胶质瘤诊疗指南，获得较高的国际引用。2020年，在国际作者的参与下，又更新出版 "Clinical Practice Guidelines for the Management of Adult Diffuse Gliomas"。中国医师协会胶质瘤专委会和中国抗癫痫协会联手合作，2019年发布 "Clinical Practice Guidelines for Diagnosis and Treatment of Diffuse Glioma-related Epilepsy"，成为全球首部胶质瘤相关癫痫的诊治指南。

2018～2020年，中国脑胶质瘤协作组和中国医师协会脑胶质瘤专委会脑胶质瘤MDT学组通过促进国内各级医院的脑胶质瘤MDT团队建设和规范化脑胶质瘤MDT，推动了脑胶质瘤相关领域的指南/规范/共识对临床实践的指导。目前，脑胶质瘤MDT已经逐渐在全国各大中型医学中心普及，不仅规范化的定期开展活动，而且已经由脑胶质瘤领域发展到其他的恶性脑肿瘤的领域，包括转移瘤、恶性淋巴瘤等。

《脑胶质瘤诊疗规范》是由国家卫健委颁布，行政命令各省市自治区、新疆生产建设兵团卫健委遵照执行，因而具有法规性质。在脑胶质瘤相关诊疗层面，它可以规范肿瘤的诊疗行为，提高医院诊疗水平，确定质量管理目标；在卫生与健康管理层面，加大诊疗管理工作力度，建立健全肿瘤质控体系，推进治疗新技术应用，加强医疗质量管理。脑胶质瘤质量控制管理顺理成章地将成为2021年伊始就要推进的重点工作。我们将从以下几个方面展开。

1. 制定中国脑胶质瘤质量控制标准，将从规范化诊断、脑胶质瘤手术、放射治疗、化学治疗、肿瘤电场治疗、MDT方面提出质量控制要求。

2. 通过自查及互查方式，推动国家级脑胶质瘤质量控制示范中心建设，在此过程中完善并健全中国脑胶质瘤质量控制标准。

3. 逐步提高各层级医疗单位的脑胶质瘤质量控制，通过脑胶质瘤质量标准的宣讲学习、国家级胶质瘤质量控制示范中心的参访、脑胶质瘤质量控制标准执行情况的检查评估等方式，建立一批地区脑胶质瘤质量控制示范中心。

4. 将"脑胶质瘤医疗质量控制指标"纳入到"神经系统疾病医疗质量控制指标"

中。已初步确定以下10个指标：①脑胶质瘤患者完成影像学90%以上切除率。②功能区胶质瘤手术神经功能完好率。③脑胶质瘤患者术后并发症发生率。④脑胶质瘤患者择期手术在院死亡率。⑤脑胶质瘤患者病理及分子病理整合式诊断明确率。⑥胶质母细胞瘤患者接受同步放化疗方案治疗率。⑦恶性胶质瘤药物序贯治疗±肿瘤电场治疗辅助治疗率。⑧胶质瘤患者接受MDT讨论比例。⑨脑胶质瘤患者治疗出院后随访率。⑩脑胶质瘤患者住院期间宣教执行率。

5. 确定中国脑胶质瘤质量控制示范中心建设的参考书目：①《脑胶质瘤诊治规范（2018）》国家卫生健康委员会网站。②《中国恶性脑胶质瘤诊断与治疗指南》，中华医学杂志，2016。③《中国脑胶质瘤临床管理指南》，人民卫生出版社，2020。④《脑胶质瘤诊治规范解读》，人民卫生出版社，2021。

中国脑胶质瘤临床诊治手段已与国际水平基本同步，脑胶质瘤质量控制建设势在必行。这将进一步提高我国脑胶质瘤的诊治水平，在创建国家级脑胶质瘤质量控制示范高峰的同时，引导规范化、个体化胶质瘤诊治的区域均衡化发展，为健康中国建设做出我们的贡献。

脑胶质瘤诊疗规范解读——手术篇

漆松涛   李志勇

南方医科大学南方医院

一、概述

目前，脑胶质瘤的治疗仍以外科手术为主，术后放疗、化疗、TTFs等为辅。外科手术是脑胶质瘤整个治疗过程的基石。

通过外科手术（包括肿瘤切除或活检手术）获取肿瘤标本，才能进行组织病理学和分子病理学检查，确定病理分级和分子亚型。

手术切除范围是影响胶质瘤总生存期的重要因素之一。外科手术可以解除肿瘤占位效应，缓解临床症状，并降低肿瘤细胞负荷，为术后综合治疗创造条件。胶质瘤外科手术治疗原则是最大范围安全切除肿瘤，而联合新型手术辅助技术等（术中神经导航、术中神经电生理监测、黄荧光辅助成像技术和术中MRI实时影像等新技术）有助于实现肿瘤全切除。

二、脑胶质瘤手术的一般原则

多年来，国际上公认的脑胶质瘤外科手术治疗原则是最大范围安全切除（maximal safe resection），但其表述变得越来越积极和严谨，从必要的最大范围切除（maximal tumor removal when appropriate）到必要的全切除（gross total resection（GTR）when appropriate），而今年的美国神经肿瘤学会（SNO）和欧洲神经肿瘤学会（EANO）成人多形性胶质母细胞瘤（glioblastoma multiforme，GBM）联合指南更是明确提出在保证安全的情况下对实体瘤块进行大体切除，且预防新的永久性神经功能缺损比最大切除范围更重要。

脑胶质瘤手术治疗方式主要可分为肿瘤切除术和病理活检术。手术方案应针对每个患者量身定制，并应考虑适应证、风险和对预后的影响。在精准医学时代，通过综合考虑神经功能状态和分子生物学特征制定的个体化手术策略可以使胶质瘤患者实现最大的生存获益。

三、脑胶质瘤手术的切除范围

受医学伦理学的限制，永远不可能有1级循证医学证据——随机对照研究来证明手术切除范围（EOR）对胶质瘤生存期（OS）的影响，但越来越多的2级证据和荟萃分析显示：无论是低级别还是高级别胶质瘤，无论是原发还是肿瘤复发，更大的手术切除范围均可显著延长胶质瘤的无进展生存期（PFS）和总生存时间（OS），全切除手术（GTR）对生存期的影响优于部分切除手术（STR）和活检手术。Hervey等使用容积工具定量评估了手术切除范围对胶质瘤生存期的影响，结果表明，无论是低级别胶质瘤还是高级别胶质瘤，更大的手术切除范围（通常＞90%）对应更高的5年生存率、更好的癫痫发作控制和更长的恶性转化时间。Eseonu等证实了外科手术是治疗低级别胶质瘤的最有效手段，同样，积极切除手术在低级别胶质瘤还可以进一步延缓向恶性转变的进程，并且延长OS。另有研究显示接近完全的手术切除范围（＞98%）可以显著延长GBM患者的生存期。残留肿瘤体积（T1增强像）更有助于预测手术疗效。Grabowski等发现残留肿瘤体积少于$2cm^3$的GBM生存期最长。在一项对超过41 000名新诊断GBM患者进行的荟萃分析研究中，GTR明显优于STR，一年的生存率增加61%，而12个月PFS增加51%。

针对胶质瘤手术策略的研究已经由全切除（切除磁共振T1增强像病灶）扩展到扩大切除（切除MRI T2/FLAIR像异常信号区域）甚至超全切除（保证安全的前提下切除范围超出FLAIR像异常信号区域）。安德森癌症中心的一项涉及1229例GBM的回顾性研究表明，在全切除基础上如果把FLAIR像异常病灶再切除超过53%，GBM患者的生存期将明显延长（20.7个月 vs 15.5个月，$P < 0.001$）。使用术中MRI、5-氨基乙酰丙酸（5-ALA）引导等手术辅助技术使得按预想边界切除胶质瘤成为可能，未来将会有更多的高级别证据证实外科手术对胶质瘤的积极作用。

四、脑胶质瘤手术的作用

外科手术的作用包括：解除占位征象和缓解颅内高压症状，为后续治疗赢得时间和创造条件；解除或缓解因脑胶质瘤引发的相关症状，如继发性癫痫等；获得肿瘤标本用于组织病理和基因分析，明确诊断；获得肿瘤标本用于药敏分析和疫苗、抗体的制备；降低肿瘤负荷，切除有可能对放疗、化疗不敏感的肿瘤细胞，从而使后续的放疗、化疗更好地发挥作用；减少肿瘤从低级别向高级别恶变的概率。只有通过外科手术全切除肿瘤或将其降低至体内免疫系统可以清除的数量级才有可能治愈胶质瘤。

五、精准医学时代的胶质瘤手术

分子生物标志物不但与弥漫性胶质瘤的恶性程度有关，对胶质瘤的外科手术也有指导作用。江涛等的荟萃分析显示：根治性手术治疗对弥漫性星形细胞瘤患者有益。即使肿瘤位于功能区，以很少的部分不必要的功能损失为代价实现GTR也是值得的；异柠檬酸脱氢酶（IDH）突变的WHO Ⅱ级和WHO Ⅲ级星形细胞瘤受益于GTR，可以获得更长的生存期，并且更容易达到全切除手术，所以建议以FLAIR像为切除边界；非功能区的IDH野生型GBM也能从GTR中获益；但IDH突变和1p/19q共缺失的少突胶质瘤的手术治疗应考虑肿瘤的位置（如语言功能区）并全面保护功能，不建议以功能受损为代价进行GTR；而IDH野生型高级别胶质瘤推荐切除肿瘤强化区域；不管MGMT启动子的表达如何，达到磁共振T1增强像GTR的手术切除范围对GBM都是有益的，MGMT启动子甲基化的GBM更有希望实现全切除手术；关于表皮生长因子受体（EGFR）、p53基因、细胞增殖标志物（Ki-67）等分子标志物的研究较少，但在外科手术中潜在的指导作用却具有巨大的价值。未来术前MRI影像组学、术中冷冻病理、质谱法、实时聚合酶链反应等可提供分子标记物表达和肿瘤边缘的有价值的证据，这些可能会进一步影响胶质瘤手术策略的设计和实施，从而为进一步发展个体化精准医学奠定基础。

六、功能区胶质瘤的手术

对涉及脑功能皮质或皮质下功能纤维结构的胶质瘤，例如语言中枢、运动中枢、视觉中枢、丘脑、第三脑室及脑干区域的胶质瘤，手术切除易导致术后发生永久性神经功能障碍。术前应评估术后神经功能缺失的风险和手术收益，将手术对主要和次要神经功能的影响充分告知，在取得患者及家属知情同意的情况下，综合利用术前、术中MRI/CT影像检查、术中B超、术中神经导航、术中黄荧光/5-ALA显影、术中电生理监测、唤醒麻醉等手术辅助技术，根据肿瘤的部位及形态特点确定手术入路。术中沿着肿瘤与功能区脑组织的"边界"，在保全主要（满意）神经功能的前提下，尽可能最大限度地切除肿瘤。确实无法施行手术者，也应力争完善各种影像学检查并行图像融合或综合分析，以确保在典型部位施行组织活检，以获得最准确的神经病理学诊断，从而为下一步治疗提供决策依据。

七、复发胶质瘤的手术

目前，因缺乏高级别的循证医学证据，复发脑胶质瘤的手术治疗没有标准方案。美国神经肿瘤学会和欧洲神经肿瘤学会的联合指南指出：对于复发GBM，手术可能对有症状或较大的病变起作用，GTR才可能获益。

脑胶质瘤分子病理诊断技术进展

柴睿超　刘玉清

北京市神经外科研究所

脑胶质瘤是颅内最常见的原发性恶性肿瘤，占颅内肿瘤的40%～50%。2019年中国癌症统计数据显示，中枢神经系统恶性肿瘤发病率位居第九位，发病率为7.7/10万，死亡率为4.1/10万，5年病死率在全身肿瘤中仅次于胰腺癌和肺癌。尽管采用了综合手术、放疗和化疗的标准化治疗方式，但患者的复发率仍接近100%，5年生存率不足5%。根据世界卫生组织（WHO）病理分级标准，脑胶质瘤分为WHO Ⅱ～Ⅳ级。其中，恶性程度最高的胶质母细胞瘤（glioblastoma，GBM）（WHO Ⅳ级）的中位生存期仅有14.4个月，给患者的生活质量带来了极大的影响，造成了巨大的社会经济负担。

近年来，随着分子病理的快速发展，人们可以根据肿瘤组织学和分子遗传学特征对肿瘤进行更为精准的分类、分型及分级，以期为通过精细化分层管理来改善胶质瘤治疗和预后提供参考和依据。为了更好地推广和普及脑胶质瘤分子病理诊断技术，我们将分别从分子分型体系、重要分子病理指标、检测技术进展等几个方面对国际、国内的脑胶质瘤分子病理诊断新进展进行综述。

一、胶质瘤的分子分型体系介绍

世界卫生组织（WHO）根据肿瘤细胞的密度、瘤细胞的多形性或非典型性（包括低分化和未分化成分）、瘤细胞核的高度异形性或非典型性（出现多核和巨核）、核分裂活性、血管内皮细胞增生（肾小球样血管增生）、坏死、增殖指数7项指标，将胶质瘤分为四级，也是目前临床病理诊断的标准。脑胶质瘤是组织学和基因学上高度异质性的肿瘤。经典的组织病理学主观性较强，不能客观、系统、准确地反映肿瘤组织的基因学背景和生物学特征。同时，经典组织病理学难以有效地指导胶质瘤患者的治疗及临床预后，部分低级别肿瘤表现出高级别肿瘤的恶性临床转归，部分高级别肿瘤却能够获得长期生存。随着人类基因组计划的完成及高通量技术的发展，肿瘤形态学结合分子病理的基因特征、分子分型基础上的胶质瘤个体化治疗等概念，已逐渐被神经外科学者们认同并应用。

2006年，美国癌症基因组图谱计划（the cancer genome atlas，TCGA）以胶质瘤中恶性程度最高、预后最差的胶质母细胞瘤作为研究突破口，进行多平台高通量基因组学分析，取得了一系列重要突破。2008年，TCGA研究团队通过对206例胶质母细胞瘤进行DNA拷贝数、基因表达和DNA甲基化分析证实，胶质母细胞瘤基因组DNA最常见的改变集中于3条信号通路：视网膜母细胞瘤蛋白肿瘤抑制因子通路、TP53肿瘤抑制因子通路及受体酪氨酸激酶和磷脂酰肌醇3-激酶信号通路。这一发现首次揭示了胶质母细胞瘤背后的基因学特征，为脑胶质瘤的发病机制和靶向治疗提供了坚实的基础。

2009年，研究揭示异柠檬酸脱氢酶1/2（IDH 1/2）突变为脑胶质瘤的一个主要突变形式，并发现其在组织学级别为WHO Ⅱ/Ⅲ级的肿瘤中分布比例显著高于其在胶质母细胞瘤（Ⅳ级）中的分布，且IDH1/2突变在各个组织学分类中均具有预后价值。2015年，TCGA团队基于293例组织学为WHO Ⅱ/Ⅲ级胶质瘤样本，研究发现根据IDH状态和1p/19q共缺失状态可将这部分肿瘤分为IDH突变和1p/19q共缺失型、IDH突变和1p/19q非共缺失型及IDH野生型3种分子分型。与组织学分类相比，这种分型可以更好地反映肿瘤的分子遗传学变异信息并预测患者的临床预后。北京市神经外科研究所江涛教授团队基于组织学WHO Ⅱ/Ⅲ级胶质瘤的研究，揭示了TERT启动子突变在IDH突变型胶质瘤中预示预后良好，但在IDH野生型胶质瘤中是预后更差的标记物。诸多类似的研究进展催生了WHO 2016年对第4版《WHO中枢神经系统肿瘤分类》进行了修订，正式将分子指标纳入了胶质瘤病理分类体系。

2016年，WHO发布了第4版《WHO中枢神经系统肿瘤分类》的修订版，首次将分子指标纳入脑肿瘤的病理诊断分类之中，并提出组织学诊断结合分子病理指标的"整合诊断"思路，旨在提高病理诊断的客观性和精确性，改进临床、实验室研究和流行病学研究对分子病理知识应用的便利性，以期通过指导更加具有针对性的治疗最终改善脑胶质瘤患者的疗效和生存期。此外，随着胶质瘤分子遗传学和流行病学研究的深入，越来越多分子标志物被证明与肿瘤的分子分类和临床预后密切相关。自2017年起，中枢神经系统肿瘤分类分子信息及实践方法国际联盟（cIMPACT-NOW）结合最新研究成果，已经针对2016版中枢神经系统肿瘤分类指南进行了七次更新，提出了一系列与胶质瘤相关的整合诊断分类，为未来中枢神经系统肿瘤分类变化提供了依据。这些分子标记物在组织学诊断的基础上，构成了当前胶质瘤的分子分型体系（图Ⅰ-3-1）。

二、胶质瘤分子病理诊断指标的介绍

1. IDH突变　异柠檬酸脱氢酶是三羧酸循环中的一种关键性限速酶，可催化异柠檬酸氧化脱羧生成α-酮戊二酸及CO_2。IDH家族包括IDH1、IDH2和IDH3这3种异构酶。超过90%的IDH突变为IDH1基因突变（尤以R132H突变最为常见），其余为IDH2基因第172位密码子突变。IDH突变状态是脑胶质瘤重要的分类诊断标志物。

与IDH野生型肿瘤相比，IDH突变型胶质瘤预后较好。对于弥漫性星形细胞和少突胶质细胞起源肿瘤，必须进行IDH突变状态检测。对于胶质母细胞瘤患者，如果免疫组织化学染色显示IDH1-R132H阴性，且年龄大于55岁，可以不进行IDH1/2测序。

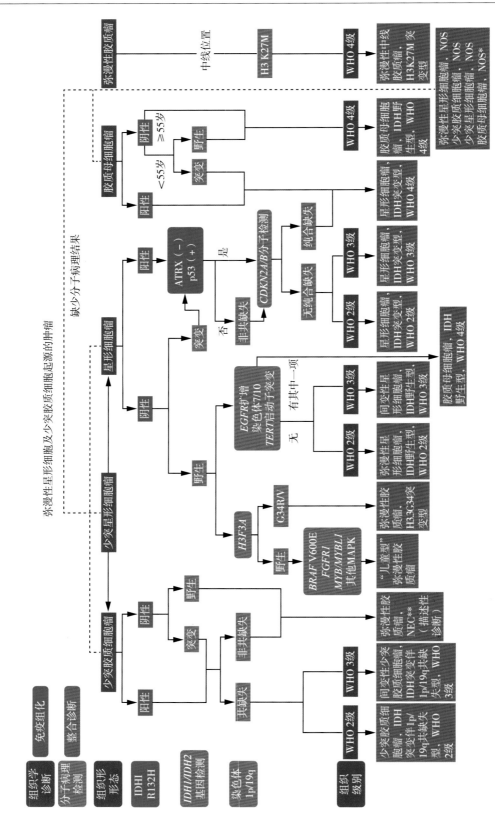

图 I -3-1 弥漫性星形细胞及少突胶质细胞起源的肿瘤整合诊断流程图

注：*NOS，非特指：为达到特定类型诊断，未进行分子检测，或进行检测但无检测结果。**NEC，未明确分类：已进行必要的分子检测，但整合结果无法将肿瘤归入特定的WHO类型。

2. 染色体 1p/19q 共缺失　染色体 1p/19q 联合缺失是指 1 号染色体短臂和 19 号染色体长臂联合缺失，是少突胶质细胞瘤的典型分子特征和重要的分类诊断标志物。染色体 1p/19q 联合缺失的患者对丙卡巴肼＋洛莫司汀＋长春新碱（PCV）化疗方案、替莫唑胺（TMZ）化疗方案及放疗敏感。

1p/19q 联合缺失的胶质瘤患者总生存期和无进展生存期较长。通常对弥漫性星形细胞和少突胶质细胞起源的肿瘤均应进行染色体 1p/19q 联合缺失的检测，以协助组织学的诊断。但对于 IDH 突变的弥漫性星形细胞瘤，如果 IHC 显示 ATRX 核表达缺失和/或 P53 蛋白弥漫强阳性，可以不进行染色体 1p/19q 检测。

3. TERT 启动子区突变　端粒酶反转录酶（TERT）通过激活端粒酶来保持端粒的完整。目前，TERT 启动子区突变是 IDH 野生型弥漫性星形细胞瘤分级诊断标志物之一。无论组织学级别如何，cIMPACT-NOW 第三次更新将携带 TERT 启动子区突变的 IDH 野生型弥漫性星形细胞瘤诊断为"弥漫性星形细胞瘤，IDH 野生型，具有胶质母细胞瘤的分子特征，WHO Ⅳ级"。对于 IDH 野生型弥漫性星形细胞瘤、IDH 野生型胶质母细胞瘤和少突胶质细胞瘤，需要进行 TERT 启动子区检测。

4. 表皮生长因子受体扩增　表皮生长因子受体（EGFR）基因编码一种跨膜酪氨酸激酶受体（EGFR/Erb/Her1），其与配体结合后使酪氨酸激酶磷酸化，进一步激活胞内下游信号通路，从而促进细胞增殖、迁移。EGFR 扩增在胶质母细胞瘤中的发生率可达 50% ～ 60%，且常常伴随 EGFR 蛋白的过表达。EGFR 扩增同样是 IDH 野生型弥漫性星形细胞瘤分级诊断标志物之一。cIMPACT-NOW 第三次更新将携带 EGFR 扩增的 IDH 野生型弥漫性星形细胞瘤诊断为"弥漫性星形细胞瘤，IDH 野生型，具有胶质母细胞瘤的分子特征，WHO Ⅳ级"。

小细胞胶质母细胞瘤和间变性少突胶质细胞瘤在形态学上难以鉴别，但小细胞胶质母细胞瘤中 EGFR 扩增很普遍，可以作为鉴别诊断的标志物。对于较低级别 IDH 野生型弥漫性星形细胞瘤，需要进行 EGFR 扩增检测。

5. 7 号染色体获得和 10 号染色体缺失（＋7/-10）　7 号和 10 号染色体拷贝数变异是 IDH 野生型胶质母细胞瘤患者中最常见的遗传学变异，其在经典型胶质母细胞瘤中变异频率更高。7 号染色体整体获得和 10 号染色体整体缺失（＋7/-10）是 IDH 野生型弥漫性星形细胞瘤的分级诊断标志物之一。cIMPACT-NOW 第三次更新将携带 7 号染色体获得和 10 号染色体缺失的 IDH 野生型弥漫性星形细胞瘤诊断为"弥漫性星形细胞瘤，IDH 野生型，具有胶质母细胞瘤的分子特征，WHO Ⅳ级"。

6. CDKN2A/B 纯合性缺失　CDKN2A/B 是抑癌基因，编码细胞周期蛋白依赖性激酶抑制蛋白（p16 INK4a、p14ARF 和 p15INK4b），调节 Rb1 信号通路的活性，进而影响细胞增殖。CDKN2A/B 纯合性缺失见于胶质母细胞瘤（60%）、低级别胶质瘤（11%）、多形性黄色星形细胞瘤（60%）、具有毛细胞特征的高级别星形细胞瘤、幕上室管膜瘤等肿瘤。目前，该变异被视为 IDH 突变型弥漫性星形细胞瘤特征性的分级诊断标志物。cIMPACT-NOW 第五次更新将携带 CDKN2A/B 纯合性缺失的 IDH 突变型弥漫性星形细胞瘤诊断为"弥漫性星形细胞瘤，IDH突变型，WHO Ⅳ级"。

CDKN2A/B纯合性缺失的弥漫性星形细胞瘤患者预后较差。对于IDH突变型星形细胞肿瘤需要进一步检测CDKN2A/B缺失状态以明确分级。对于"其他星形细胞肿瘤"可以检测CDKN2A/B的缺失状态以辅助诊断。

7. 组蛋白H3变异　组蛋白H3是参与真核细胞染色质结构的五个主要组蛋白之一。组蛋白H3有7个已知的序列变体。位于脑桥（约80%）、丘脑（约50%）和脊髓（约60%）的高级别胶质瘤中可以检测到H3.3（编码基因H3F3A）和H3.1（编码基因HIST1H3B和HIST1H3C）第27位赖氨酸（K）被蛋氨酸（M）取代的突变（H3K27M），其中H3F3A的突变频率约为HIST1H3B/C的3倍。携带H3K27M突变的中线部位弥漫性胶质瘤预后较差，2年生存率不足10%。H3K27M突变是胶质瘤分类诊断标志物之一，发生在丘脑、脑干和脊髓等中线部位且伴有H3 K27M突变的弥漫性胶质瘤被诊断为"弥漫性中线胶质瘤，H3 K27M突变型，WHO Ⅳ级"。

另外一类携带H3组蛋白变异的IDH野生型弥漫性胶质瘤发生于大脑半球，表现为组蛋白H3.3第34位甘氨酸（G）被精氨酸（R）或缬氨酸（V）取代的错义突变（H3.3 G34R/V）。胶质瘤中H3.3G34突变主要发生在H3F3A基因，免疫组织化学检测H3.3G34R或H3.3G34V蛋白可作为一种替代性诊断方法。H3.3 G34突变型弥漫性胶质瘤好发于儿童和青少年，预后好于IDH野生型胶质母细胞瘤，但比WHO Ⅳ级的IDH突变型星形细胞瘤预后差。

8. BRAF突变及基因融合　BRAF基因位于染色体7q34，编码一种丝/苏氨酸特异性激酶，是RAS/RAF/MEK/ERK/MAPK通路重要的转导因子，参与调控细胞内多种生物学事件。BRAFV600E是BRAF基因的一种重要变异形式，其激酶结构域中的缬氨酸（V）在氨基酸600位点处被谷氨酸（E）取代、导致活性增强。在各个级别的脑胶质瘤中均可以检测到BRAF基因V600E位点的错义突变，包括毛细胞型星形细胞瘤（约5%）、多形性黄色星形细胞瘤（50%～78%）、混合型胶质神经元肿瘤、星形母细胞瘤、上皮样胶质母细胞瘤（约50%）等。针对BRAFV600E突变的分子靶向药物，如维莫非尼，为存在BRAF突变的胶质瘤类型提供了新的治疗方式。

KIAA1549-BRAF基因融合是另一个重要的辅助诊断标志物，由于毛细胞型星形细胞瘤也存在微血管增生，在组织学上难以与胶质母细胞瘤区分，如果检测显示KIAA1549-BRAF基因融合则高度提示为毛细胞型星形细胞瘤。

9. MGMT启动子区甲基化　O^6-甲基鸟嘌呤-DNA-甲基转移酶（MGMT）是一种DNA修复酶，可以使烷化剂作用下形成的O^6位甲基化鸟嘌呤去甲基化，进而修复烷化剂诱导的DNA损伤导致的肿瘤耐药。MGMT启动子包括富含97个CG二核苷酸（CpG位点）的CpG岛，CpG位点甲基化会导致基因的沉默、酶表达水平降低、对DNA的修复能力下降。MGMT启动子甲基化是胶质瘤化疗敏感性和预后评估的重要分子标志物。具有MGMT启动子甲基化的胶质瘤患者对烷化剂化疗及放疗较为敏感，生存期较长。

10. ATRX突变或缺失　地中海贫血/智力低下综合征X连锁（*ATRX*）基因编码转

录调节因子ATRX。*ATRX*基因突变参与端粒酶非依赖性的端粒维持，导致端粒的替代性延长（ALT）。*ATRX*基因突变或缺失是星形细胞瘤重要的辅助诊断标记物，在IDH突变型星形细胞瘤中发生率为86%，IDH突变型胶质母细胞瘤中发生率为71%，弥漫性中线胶质瘤中发生率为10%～15%，具有毛细胞特征的高级别星形细胞瘤中发生率为45%。在IDH野生型胶质母细胞瘤中，携带*ATRX*变异的患者预后较好。

*ATRX*基因突变或缺失是弥漫性星形细胞起源肿瘤的特征性分子标志物，可用于与"其他星形细胞起源"的肿瘤、少突胶质细胞起源肿瘤的鉴别。当组织学形态表现为星形细胞瘤且IDH突变时，如果免疫组织化学检测显示ATRX核表达缺失和/或P53蛋白弥漫强阳性时，可在不进行染色体1p/19q缺失状态检测的情况下，将其诊断为"星形细胞瘤，IDH突变型"。

11. *TP53*突变 抑癌基因*TP53*定位于染色体17p13.1，编码核蛋白P53。*TP53*基因突变在IDH突变型较低级别星形细胞瘤中发生率为94%，IDH野生型较低级别胶质瘤中发生率为14%，IDH野生型胶质母细胞瘤中发生率为28%～35%，IDH突变型胶质母细胞瘤中发生率为81%，但在少突胶质细胞瘤、毛细胞型星形细胞瘤、多形性黄色星形细胞瘤中发生率很低。突变后P53蛋白产物具有较长的半衰期，因此免疫组织化学染色常表现为弥漫强阳性（>10%核强阳性），可用于临床检测。

*TP53*突变可以作为胶质瘤的辅助诊断标志物。当组织学形态表现为星形细胞瘤且IDH突变时，如果免疫组织化学检测显示ATRX核表达缺失和/或P53蛋白弥漫强阳性时，可在不进行染色体1p/19q缺失状态的情况下，将其诊断为"星形细胞瘤，IDH突变型"。同时，TP53突变还可以用于 I 级星形细胞起源肿瘤和胶质细胞反应性增生的鉴别诊断。

12. C11orf95融合、YAP1融合及MYCN扩增 基于全基因组甲基化和转录组测序分析，室管膜起源的肿瘤按照不同解剖部位、组织类型和分子特征可以分为9个亚型。其中，幕上室管膜瘤根据基因融合分为两种亚型：幕上室管膜瘤，*C11orf95*基因融合型和幕上室管膜瘤，*YAP1*基因融合型。*C11orf95*基因融合的主要形式为*C11orf95-RELA*融合，该融合可以导致NF-κB信号通路过度激活，并伴随*L1CAM*和*cyclin D1*表达水平升高。超过2/3的幕上室管膜瘤为*C11orf95*基因融合型，与其他幕上室管膜瘤相比，该型室管膜瘤预后相对较差。YAP1基因融合的主要形式为*YAP1-MAMLD1*融合，该型肿瘤主要发生在儿童（<3岁），且预后相对较好。

后颅窝室管膜瘤的高频突变发生率低，根据甲基化检测可以分为PFA组和PFB组。PFA组室管膜瘤主要发生在婴幼儿，多数具有间变性特征，预后差，组蛋白H3K27位点三甲基化（H3K27me3）水平下降，*CXorf67*过表达；PFB组室管膜瘤主要发生于大龄儿童或成人，预后相对较好，H3K27me3高表达。脊髓室管膜瘤中有一类以*MYCN*基因扩增为特征，具有很强的侵袭性和转移能力，预后较差。

室管膜瘤的分类与肿瘤位置密切相关，需要对不同部位的室管膜瘤进行相应的分子病理检测。组织学级别在不同室管膜瘤分子亚型中的临床及预后价值仍有待进一步研究。

13．其他分子标志物

（1）"儿童型"弥漫性胶质瘤：在IDH野生型/H3野生型的较低级别弥漫性胶质瘤中，有一部分肿瘤分子特征表现为*BRAFV600E*突变、*FGFR1*突变或酪氨酸激酶结构域重复、MYB/MYBL1变异及其他MAPK信号通路相关的分子变异。这类肿瘤多发生于儿童，有时发生于成人，临床常表现为癫痫发作，预后相对较好。目前，此类肿瘤推荐根据哈勒姆共识原则进行整合诊断，组织学级别待定。此外，儿童胶质瘤中还常伴有*NTRK*基因融合（40%婴儿半球胶质瘤）、*TP53*突变（30%～50%）、*ATRX*突变（约25%）、*SETD2*突变（约15%）、*CDKN2A*（缺失，约30%）及*PDGFRA*（扩增和/或突变，约30%）。

（2）*NF1*基因突变：*NF1*突变是IDH野生型胶质母细胞瘤中比较常见的分子变异之一（15%～18%）。同时，该突变与毛细胞型星形细胞瘤发生关系密切，携带*NF1*突变的毛细胞星形细胞瘤预后较好。约15% *NF1*突变的患者会伴发毛细胞型星形细胞瘤，且常累及视路，年龄及*NF1*突变状态对于视路胶质瘤的治疗具有重要意义。

（3）*FUBP1*和*CIC*：大部分少突胶质细胞瘤具有*CIC*（*1p31.1*）基因突变，一部分少突胶质细胞瘤携带*FUBP1*（*19q13.2*）基因突变。IDH突变结合*FUBP1*、*CIC*突变可以辅助诊断少突胶质细胞瘤，但明确诊断仍需要行染色体1p/19q缺失状态检测。研究表明，*FUBP1*和*CIC*突变与少突胶质瘤患者的无进展生存期及总生存期有关。

（4）*FGFR*基因融合：融合基因检测分析显示一部分胶质母细胞瘤（约3%）和IDH野生型较低级别星形细胞瘤（约3.5%）具有染色体易位，形成FGFR-TACC（FGFR1-TACC1，FGFR3-TACC3）融合蛋白，并显示出致癌活性。研究显示，应用FGFR抑制剂有望延长FGFR-TACC融合基因阳性胶质瘤患者的生存期。

（5）*MET*基因变异：继发胶质母细胞瘤中可以检测到PTPRZ1-MET基因融合（约15%）及*MET*基因14号外显子跳跃（约14%）突变，这是胶质瘤复发及恶性进展的重要分子事件之一，此类患者预后不良。研究显示，应用MET抑制剂（伯瑞替尼）能够显著延长PTPRZ1-MET融合基因阳性胶质瘤患者的生存期，目前伯瑞替尼药物已进入Ⅱ/Ⅲ期临床试验。

（6）MiR-181d表达水平：研究表明，脑胶质瘤中MiR-181d的表达水平明显下调，且与胶质母细胞瘤患者的预后明显相关。

三、胶质瘤分子病理诊断技术的介绍

随着有明确临床意义的分子病理指标的不断揭示，脑胶质瘤分子病理的检测手段和技术也在不断更新。从HE染色、细胞核型检测等逐步扩展到现在常用的免疫组织化学染色法、荧光原位杂交技术（FISH）、聚合酶链式反应（PCR）、Sanger测序、焦磷酸测序、高通量芯片、高通量测序、靶向测序等多平台的联合应用。

不同的检测平台因其检测成本和操作便利性在临床实际应用中具有各自的优缺点，

分子病理学实验室正在应用不同的技术手段来检测相关的分子标记物。如免疫组织化学染色法可完成对 IDH R132H、BRAF V600E、H3 K27M、H3 G34V/R 等指标的初筛；Sanger 测序和焦磷酸测序则可以对有明确热点突变的分子变异事件进行检测，焦磷酸测序由于其可以对各位点的突变频率进行定量在检测 MGMT 启动子区甲基化时有其独特的优越性。FISH 方法适合检测染色体片段拷贝数变异、基因拷贝数变异和基因重排。对于融合基因而言，在 RNA 层面的检测较 DNA 更为敏感和准确。但考虑到完成脑胶质瘤整合诊断必检分子指标的日益增多，基于二代测序的靶向测序法因为其通量高、整合性强，会逐步成为今后脑胶质瘤分子病理检测的发展趋势；而对于融合基因的检测，则更倾向于进行靶向的 RNA 测序来完成。

四、展望

随着肿瘤基因组和蛋白质组学技术的不断发展而产生出的大量信息和数据，已经逐步发展成为用于识别、鉴定脑胶质瘤不同病理类型和进展阶段的生物标志。脑胶质瘤分型弥补临床、影像和病理学检查结果的不足，充分反映肿瘤确切的生物学行为和临床分期，并能准确判断患者的转归和预后。

当前，脑胶质瘤病理分类中仍主要采用基于染色体或 DNA 层面的变异建立分子分型体系。而系列研究提示，全甲基化组和转录组分析也可对胶质瘤进行精准的分类。全基因组甲基化谱分析已被证实可为中枢神经系统肿瘤的分类和诊断提供重要帮助。许多中枢神经系统肿瘤类型和亚型均具有独特的甲基化谱，甚至个别肿瘤只能通过甲基化检测进行诊断（如具有毛细胞特征的高级别星形细胞瘤）。然而，目前仍不推荐将全基因组甲基化检测作为胶质瘤病理诊断的首选方案，大多数胶质瘤类型和亚型仍需要通过结合组织学和明确的分子特征改变进行整合诊断。

从 2010 年至今，研究者已经依据胶质瘤全转录组特征建立了多个胶质瘤的分类体系。2010 年，TCGA 研究团队进一步根据转录组表达数据将胶质母细胞瘤分为经典型（classical）、神经元型（neural）、间质型（mesenchymal）和前神经元型（proneural）4 个亚型。2012 年，基于中国人群全基因组表达谱水平的脑胶质瘤分子分型结果发表。对中国人脑胶质瘤基因组学数据库（Chinese Glioma Genome Atlas，CGGA）中 225 例样本的全基因组表达谱芯片数据进行分析后发现，中国人群中脑胶质瘤可以分为 3 个分子亚型：G1 型、G2 型和 G3 型。2014 年，CGCG 研究团队首次提出了基于分子共表达网络的神经胶质瘤分型系统。该研究团队发现，利用在神经发生过程和胶质瘤中发挥重要作用的两个酪氨酸激酶受体分子 EGFR 与 PDGFRA 构建的胶质瘤 EGFR 和 PDGFRA 共表达分子网络（EM 和 PM），可将胶质瘤样本分为 3 大类群（EM、PM、EM^{low}PM^{low}）。这些分类体系分别从不同生物学角度对胶质瘤的临床特征和预后进行了有效分层。

2018 年，CGGA 研究团队在 CELL 上发表了题为 "Mutational landscape of secondary glioblastoma guides MET-targeted trial in brain tumor" 的论文。该研究阐述了在继发

性胶质母细胞瘤（secondary glioblastoma，sGBM）中发现MET的第14号外显子跳跃（METex14）以及PTPRZ1-MET（ZM）融合基因和METex14等MET基因相关变异可促进脑胶质瘤恶性进展；基于遗传机制的研究结果，该团队开展了MET抑制剂PLB-1001（伯瑞替尼）治疗高级别脑胶质瘤的Ⅰ期临床试验，为患有该类疾病的患者提供了新的精准治疗策略。

综上所述，研究者依托已构建的胶质瘤数据库，深度解析了世界及中国人群脑胶质瘤的发生发展机制，同时加强临床研究环节和基础向临床的转化，建立分子病理指导下的脑胶质瘤预防诊治和药物研发体系，有望为最终实现脑胶质瘤精准化诊疗策略提供理论和实践支持。

脑胶质瘤整合病理诊断新进展

刘　幸

北京市神经外科研究所

病理科是大型综合医院必不可少的科室之一，其主要任务是在医疗过程中承担病理诊断工作，包括通过活体组织检查、定向活检、脱落细胞学检查等，为临床提供明确的病理诊断，确定疾病的性质。病理诊断是医学界公认的最可信赖、重复性最强、准确性最高的诊断方式，是临床医师制定治疗原则、评估预后风险以及解释临床症状的根本依据。病理诊断的权威性决定了它在所有诊断手段中的核心作用，规范化的病理诊断对于提高肿瘤诊断率和治愈率有着重要意义。

随着高通量芯片及测序技术、定量蛋白质组学技术、生物信息分析技术等分子检测和信息处理技术的快速发展，肿瘤的遗传学背景逐渐清晰，肿瘤分子病理学研究得到了飞跃式的进步。因此，病理诊断的内涵从单纯的组织形态学诊断发展到综合性更强、更全面的整合病理学诊断，不仅能判定肿瘤的良恶性质、分类和分级，提供疾病最终诊断，还能指导临床医生进行预后评估和药物选择，为患者治疗提供重要依据。

相比于其他系统肿瘤，中枢神经系统肿瘤异质性强、致残致死率高、放化疗效果不佳，严重影响患者认知、语言、运动等功能，是精准医疗时代研究的代表性病种。近二十年，国际上对中枢神经系统肿瘤在基因组学、转录组学、表观遗传组学及蛋白组学等多层次的分子分型及标志物研究取得了重大进展，发现多个与肿瘤发生发展、治疗敏感性及预后转归密切相关的分子病理指标。对肿瘤的认识也从过去单纯依赖组织病理形态转变为分子变异与病理特征相结合的分类体系。2016年世界卫生组织（WHO）发布了《WHO中枢神经系统肿瘤分类》（第4版修订版），强调了分子病理检测的重要性，整合了肿瘤组织学特征和分子表型，提出了新的肿瘤分类标准，标志着中枢神经系统肿瘤诊断率先迈入了整合病理时代。神经病理医师、神经外科医师和神经肿瘤医师通过整合分析脑肿瘤多维组学数据和患者预后，提出了一系列以关键基因改变为主要特征的肿瘤分型，进一步完善了中枢神经系统肿瘤分类体系，修正了临床实践过程中的误区。

但是，WHO指南作为病理医师诊断的"参考书"，需要保证其准确性和普适性，并不能代表国际最前沿成果。在临床实践中，组织学诊断和分子分型可能不一致，往往会出现一部分不符合WHO肿瘤分类的诊断群体，这部分群体需要进一步的研究和新的分类标准。随着我们对肿瘤遗传学基础和流行病学研究的深入，更多分子标志物将会对肿瘤的分类分型和预后预测提供支持，如何将这些指标加入肿瘤诊断指南也是我们面临的另一问题。第三方医学诊断机构依托基因检测公司，在检测硬件方面具有极大的优势；凭借先进的测序技术，它们能够更全面地评估肿瘤患者的遗传变异。但全面的基因检测（全基因组测序、外显子测序等）会产生大量的数据冗余，且费用较贵，给患者带来一定的经济负担。如何整合合适的靶点，开发有助于诊断、性价比较高的检测方法也是我们面对的重要问题。在这样的背景下，中枢神经系统肿瘤分类分子信息及实践方法联盟（cIMPACT-NOW，以下简称cIMPACT）应运而生。该联盟是由国际神经病理学会（ISN）发起的非WHO官方组织，旨在整合目前脑胶质瘤相关研究成果，解决临床病理诊断中常见问题，为未来中枢神经系统肿瘤分类进一步完善提供指导。

到目前为止，cIMPACT共进行了7次更新。在第一次更新中，cIMPACT将名词"非特指（not otherwise specified，NOS）"重新定义为"为了做出某一个特定WHO类型的诊断，需要进行特定检测，但是不能完成或诊断检测失败的情况"。NOS表明该肿瘤因缺乏诊断信息不能被置于特定WHO类别中，提醒患者需要更全面的检查和评估。cIMPACT针对现有信息与WHO分类不一致的情况提出了新的名词未明确分类（not elsewhere classified，NEC）。NEC诊断指已经进行必要的分子检测，但整合检测结果和组织类型无法将肿瘤归入现有WHO分类中。这种情况下需要进行"描述性诊断"，需要对其特征进行详细描述。

在第二次更新中，cIMPACT将弥漫中线胶质瘤，H3K27M突变型定义为"在中枢神经系统中线部位发生的高级别胶质瘤伴有星形细胞分化并伴有 *H3F3A* 或 *HIST1H3B/C* 上K 27M突变的肿瘤"。该肿瘤在儿童中占优势，但也可见于成人，最常见的位置是脑干、丘脑和脊髓。因此，诊断该肿瘤必须具备：弥漫性（即浸润性）、中线部位（如丘脑、脑干、脊髓等）、胶质瘤及H3K27M突变，并除外H3K27M突变的其他肿瘤。同时，对于患者是否需要进行1p/19q分子检测，cIMPACT提出"具有IDH突变的弥漫性星形细胞瘤，如果免疫组化提示ATRX核表达缺失和/或p53弥漫强阳性者，可在缺少染色体1p/19q检测时诊断为'弥漫性星形细胞瘤，IDH突变型'或'间变性星形细胞瘤，IDH突变型'"。

在第三次更新中，cIMPACT对IDH野生型弥漫性星形细胞瘤的分类和分级进一步做出解读，将"弥漫性星形细胞瘤，IDH野生型，WHO Ⅱ级"和"间变性星形细胞瘤，IDH野生型，WHO Ⅲ级"中伴有EGFR高度扩增、整个7号染色体增加和10号染色体缺失（＋7/-10）或TERT启动子突变的肿瘤归类为"弥漫性星形胶质瘤，IDH野生型，具有胶质母细胞瘤的分子特征，WHO Ⅳ级"。DNAs甲基化分析和其他＋7/-10改变也有希望成为预后分子标记。同时，伴有特定分子标记的IDH野生型弥漫性星形细胞瘤患者具有相对惰性的临床表现，包含但不限于MYB/MYBL或BRAF突变等，此类肿瘤不应列为高度恶性。

　　在第四次更新中，cIMPACT回顾分析了IDH野生且H3野生的WHO Ⅱ级弥漫性胶质瘤，重点关注了BRAF突变，FGFR1变异，MYB/MYBL1重排及其他MAPK信号通路变异的肿瘤群体。此类肿瘤好发于儿童，与癫痫相关，预后较好，cIMPACT推荐对此类肿瘤进行组织病理结合分子特征的整合诊断。

　　在第五次更新中，针对IDH突变型弥漫性星形细胞瘤，cIMPACT鉴定出了一系列与此类肿瘤分层风险或生物学行为评估显著相关的分子标志物，包括CDKN2A/B纯合缺失、CDK4扩增、RB1突变或纯合缺失、PIK3CA或PIK3R1突变、PDGFRA扩增、MYCN扩增、全基因组DNA甲基化水平、基因组不稳定性及14号染色体缺失等，并将CDKN2A/B纯合缺失纳入IDH突变型星形细胞瘤整合诊断标准。为了减少出现印刷错误和解释错误的可能性，cIMPACT还建议将WHO分级中罗马数字Ⅱ、Ⅲ、Ⅳ替换为阿拉伯数字2、3、4。综上，根据组织学特征、核分裂活性、是否有微血管增生、坏死和CDKN2A/B纯合缺失，将IDH突变型星形细胞瘤重新整合为"星形细胞瘤，IDH突变型，2级""星形细胞瘤，IDH突变型，3级""星形细胞瘤，IDH突变型，4级"。

　　在第六次更新中，cIMPACT讨论了中枢神经系统40种可能增加的新的类型和亚型，并将讨论的结果分成4部分：①新识别的类型、亚型、诊断标准或者肿瘤家族。此类型中包括H3.3 G34突变型弥漫性胶质瘤、具有毛细胞特征的高级别星形细胞瘤、儿童型胶质瘤和混合性胶质神经元肿瘤、MN1变异型星形母细胞瘤等，这些肿瘤具有独特的临床特征和分子病理特征，推荐加入第五版WHO指南。②建议对现有类型的名称进行修改，如脊索样胶质瘤。③保持现有类型的名称不做修改。④缺乏足够已发表证据证明是一种新的类型，如FGFR-TACC融合阳性型胶质母细胞瘤，*MET*融合阳性型婴儿半球胶质瘤等。

　　在第七次更新中，cIMPACT对结合的特征和解剖学位置将室管膜瘤进行更详细的分类。其中，幕上室管膜瘤根据基因融合分为两种亚型：幕上室管膜瘤，C11orf95基因融合型和幕上室管膜瘤，YAP1基因融合型。C11orf95基因融合的主要形式为C11orf95-RELA融合，超过2/3的幕上室管膜瘤为C11orf95基因融合型，与其他幕上室管膜瘤相比，该型室管膜瘤预后相对较差。YAP1基因融合的主要形式为YAP1-MAMLD1融合，该型肿瘤主要发生在儿童（＜3岁），且预后相对较好。后颅窝室管膜瘤的高频突变发生率低，根据甲基化检测可以分为后颅窝A组（PFA组）和后颅窝B组（PFB组）。PFA组室管膜瘤主要发生在婴幼儿，多数具有间变性特征，预后差，组蛋白H3K27位点三甲基化（H3K27me3）缺失，CXorf67表达；PFB组室管膜瘤主要发生于大龄儿童或成人，预后相对较好。脊髓室管膜瘤中有一类以MYCN基因扩增为特征，具有很强的侵袭性和转移能力，预后较差。

　　到目前为止，cIMPACT提出的分类方法和理念已经被大多数神经病理学、神经肿瘤学和神经外科学医师采用，成为多个国家指南制定的标准。可以预见的是，这些更新的内容将对第5版WHO中枢神经系统肿瘤分类产生深远的影响，对临床肿瘤患者治疗、预后评估提供有益的补充。

少突胶质细胞瘤诊治现状及思考

郝少才　杨治花

宁夏医科大学总医院

一、背景

少突胶质细胞瘤发病率较低，CBTRUS 2012 ～ 2016数据显示，少突胶质细胞瘤发病在胶质瘤中占比＜10%，5年生存率：Ⅱ级82.7%、Ⅲ级60.2%，预后较好。

二、诊断

2016年WHO中枢神经系统肿瘤分类实现了少突胶质细胞瘤的精准分子诊断，规范了标准的组织学和分子病理整合诊断名称：（间变性）少突胶质细胞瘤，IDH突变和1p/19q联合缺失型；无分子病理的组织学诊断名称：（间变性）少突胶质细胞瘤，NOS；删除了"少突星形细胞瘤"的诊断，但在以下情况可以考虑继续使用少突星形细胞瘤的名称：①组织学诊断少突星形细胞瘤，没有可用的分子数据确定是否分类为少突胶质细胞瘤或星形细胞瘤，此时可以诊断为：（间变性）少突星形细胞瘤，NOS。②罕见情况，肿瘤区域既存在组织学特征为少突胶质细胞瘤1p/19q联合缺失的情况，又存在无1p/19q联合缺失的星形细胞瘤的组织学特征，此时可考虑继续沿用少突星形细胞瘤的诊断。

三、手术切除程度对少突胶质细胞瘤预后影响

众所周知，胶质瘤治疗以手术切除为主，手术切除程度是胶质瘤的独立预后因素。Kinslow等对3135例少突胶质细胞瘤切除程度进行分析，全切除、次全切除、活检组75%生存时间分别为61月、50月、20月（$P < 0.001$）。分子时代精准整合诊断的少突胶质细胞瘤，切除程度对生存的影响如何？ Harary M等学者对590例少突胶质细胞瘤患者切除程度进行分析，结果显示，肿瘤全切可使Ⅱ级1p/19q联合缺失少突胶质细胞瘤患者生存明显获益。

目前临床中对胶质瘤切除程度依据术中情况及术前、术后48小时、放疗前MRI进行综合判断，多粗略地判定为"全切除""次全切除""活检"三种情况。有学者对低级别胶质瘤的切除程度采用了较为精准的"残存体积"判定方法，结果显示，低级别

胶质瘤中预后较差的弥漫星形细胞瘤，无论IDH突变型或者野生型，在肿瘤残存体积为1cm³即显示出明显的生存差异；而在少突胶质细胞瘤患者中，当残存体积超过8cm³才显示出对预后的影响。该研究提示在临床诊疗中，对于弥漫星形细胞瘤甚至会受到最小的术后残留的影响，患者可能会受益于更积极的手术方法；而少突胶质细胞瘤因其放化疗敏感性较好，在"最大范围安全切除"的原则指导下可允许功能边界的小体积残存。

四、少突胶质细胞瘤治疗现状及思考

目前临床诊疗模式，对于低级别胶质瘤，仅将少突胶质细胞瘤作为术后是否需要辅助放化疗的一个好的预后因素，并未将弥漫星形细胞瘤和少突胶质细胞瘤区别治疗；高级别胶质瘤术后辅助治疗中，将间变性少突胶质细胞瘤单独列出，但在治疗模式的选择上与间变性星形细胞瘤并没有质的差异。EORTC 22845研究了Ⅱ级胶质瘤（包括星形细胞瘤、少突胶质细胞瘤），结果显示，手术后早期放射治疗可延长患者无进展生存期，但未影响总生存期，由于没有对生活质量进行研究，尚不清楚进展时间与放射损伤哪个更能反映临床恶化。

少突胶质细胞瘤分子表型决定了其较好的放化疗敏感性和预后，而长生存期使得越来越多学者开始关注少突胶质细胞瘤患者生活质量提升的问题。Ahmad等对319例低级别胶质瘤的回顾性分析表明，少突胶质细胞瘤患者发生放射性脑坏死的风险更高，且随着放射剂量的增加而增加，接受＞54Gy与≤54Gy比较风险更高（31.2% *vs* 14.3%，HR 6.9，*P* = 0.002）。考虑到少突胶质细胞瘤生存期长、早期放疗后易出现认知障碍、放射性脑坏死等风险，术后初始替莫唑胺治疗延迟放疗是否可行？

RTOG 9802的研究结果显示低级别胶质瘤术后放疗＋化疗与单纯放疗比较有明显的生存获益（中位生存期13.3年 *vs* 7.8年，10年生存率60% *vs* 40%），奠定了化疗在低级别胶质瘤中的作用，亚组分析显示少突胶质细胞瘤亚型或IDH突变亚型生存获益更明显。Iwadate Y等对70例1p/19q联合缺失的少突胶质细胞瘤（Ⅱ级48例、Ⅲ级22例）进行回顾性分析，结果显示，所有患者只接受化疗15年总生存率达80%。

AINO的一项Ⅱ期临床研究显示，在*IDH*突变和1p/19q联合缺失的少突胶质细胞瘤中，初始替莫唑胺治疗疗效显著，提示分子病理整合诊断的少突胶质细胞瘤，在不完全切除、进展或伴有顽固性癫痫时，初始治疗可选择替莫唑胺，复发、进展后再选择挽救性放疗或二次手术。2016年发表在NEJE上的个案报道，1例少突胶质细胞瘤患者在初次接受手术后肿瘤有小的残存，但未进行放化疗，病情稳定12年后出现进展，患者接受二次手术，后给予替莫唑胺化疗，显示出了很好的临床预后。上述系列研究均提示，少突胶质细胞瘤术后化疗获益明显，临床决策中可考虑术后先化疗、延迟放疗，在保证生存的前提下，降低放射损伤，提高生活质量。

参 考 文 献

1. Ostrom QT，Cioffi G，Gittleman H，et al. CBTRUS statistical report：Primary brain and other central nervous system tumors diagnosed in the united states in 2012-2016［J］. Neuro Oncol. 2019；21（Suppl5）：v1−v100.

2. Louis DN，Perry A，Reifenberger G，et al. The 2016 world health organization classification of tumors of the central nervous system：a summary［J］. Acta Neuropathol. 2016；131（6）：803−820.

3. Zinn PO，Colen RR，Kasper EM，et al. Extent of resection and radiotherapy in GBM：A 1973 to 2007 surveillance，epidemiology and end results analysis of 21，783 patients［J］. Int J Oncol. 2013；42（3）：929−934.

4. Smith JS，Chang EF，Lamborn KR，et al. Role of extent of resection in the long-term outcome of low-grade hemispheric gliomas［J］. J Clin Oncol. 2008；26（8）：1338−1345.

5. Kinslow CJ，Garton ALA，Rae AI，et al. Extent of resection and survival for oligodendroglioma：a U. S. population-based study［J］. J Neurooncol. 2019；144（3）：591−601.

6. Harary M，Kavouridis VK，Torre M，et al. Predictors and early survival outcomes of maximal resection in WHO grade Ⅱ 1p/19q-codeleted oligodendrogliomas［J］. Neuro Oncol. 2020；22（3）：369−380.

7. Kavouridis VK，Boaro A，Dorr J，et al. Contemporary assessment of extent of resection in molecularly defined categories of diffuse low-grade glioma：a volumetric analysis［J］. J Neurosurg. 2019；1−11.

8. van den Bent MJ，Afra D，de Witte O，et al. Long-term efficacy of early versus delayed radiotherapy for low-grade astrocytoma and oligodendroglioma in adults：the EORTC 22845 randomised trial［J］. Lancet. 2005；366（9490）：985−990.

9. Ahmad H，Martin D，Patel SH，et al. Oligodendroglioma confers higher risk of radiation necrosis［J］. J Neurooncol. 2019；145（2）：309−319.

10. Buckner JC，Shaw EG，Pugh SL，et al. Radiation plus procarbazine，CCNU，and vincristine in low-grade glioma［J］. N Engl J Med. 2016；374（14）：1344−1355.

11. Iwadate Y，Matsutani T，Hara A，et al. Eighty percent survival rate at 15 years for 1p/19q co-deleted oligodendroglioma treated with upfront chemotherapy irrespective of tumor grade［J］. J Neurooncol. 2019；141（1）：205−211.

12. Rudà R，Pellerino A，Pace A，et al. Efficacy of initial temozolomide for high-risk low grade gliomas in a phase Ⅱ AINO（Italian Association for Neuro-Oncology）study：a post-hoc analysis within molecular subgroups of WHO 2016［J］. J Neurooncol. 2019；145（1）：115−123.

13. Chi AS，Cahill DP，Larvie M，et al. Case 38-2016. A 52-Year-Old woman with recurrent oligodendroglioma［J］. N Engl J Med. 2016；375（24）：2381−2389.

PART II

脑胶质瘤分子影像学

分子影像技术将逐渐成为脑胶质瘤
诊疗中必不可少的环节

王　磊

首都医科大学附属北京天坛医院

　　脑胶质瘤是成年人中最常见的颅内原发性恶性肿瘤。分子遗传学在胶质瘤的诊断、治疗与预后评估中起着重要作用。本团队近期的一项回顾性研究，分析了分子生物标志物在胶质瘤手术中的指导意义。根据分子生物标志物的状态和表达情况，建议实施适宜的手术方案：①非功能区的IDH野生型低级别星形细胞瘤，建议行超全切除；②位于功能区，伴有IDH突变和1p/19q共缺失的少突胶质细胞瘤（WHO Ⅱ级和WHO Ⅲ级），不必苛求肿瘤完全切除；③IDH野生型间变性星形细胞瘤和胶质母细胞瘤，建议仅行增强组织切除；④其他亚型弥漫性胶质瘤，建议行完全切除。考虑到脑功能和脑网络的可塑性，对位于功能区且伴有IDH突变和非1p/19q共缺失的低级别胶质瘤仍然推荐行完全切除。这类病人尤为适于行唤醒麻醉下脑胶质瘤切除手术，通过实时监测患者的脑功能状态，达到以轻度、非重要脑功能损伤为代价实现肿瘤完全切除的目标。此外，对于生长速度较快的胶质瘤，可提前行手术治疗进行干预。

　　由于具有不同遗传学背景的胶质瘤在影像上具有不同的表现，分子影像学分析可以无创地揭示脑胶质瘤分子标记物状态与表达情况。本团队深入探索了脑胶质瘤术前影像，结合影像组学技术和人工智能，在术前无创性地对脑胶质瘤分子病理特点、相关癫痫风险以及肿瘤生长速度等信息进行了评估，并达到了很高的预测性能。这在一定程度上解决了术前通过分子生物标志物指导脑胶质瘤手术的技术难题，进一步推动了弥漫性脑胶质瘤个体化精准治疗的发展进步。

一、预测胶质瘤级别

　　胶质瘤的分级与其治疗方案和预后息息相关，仅靠医生的双眼进行影像学阅片，往往不能精准判断肿瘤级别。分子影像技术最早就应用于对胶质瘤WHO级别的判别。

二、预测胶质瘤分子标志物

2016年新版WHO中枢神经系统肿瘤分类中将传统的组织学和新的分子生物学功

能结合，增强了弥散性胶质瘤分型与预后一致性。本团队通过结合脑胶质瘤的影像组学特征和机器学习算法，术前无创性地对脑胶质瘤 IDH、ATRX、p53、EGFR、Ki-67、VEGF 6 种重要的分子标志物进行了预测，验证组中的准确率为 70.2% ～ 99.3%。该研究能帮助神经外科医师评估肿瘤分子遗传学学背景，从而协助神经外科医师制定手术方案及个体化综合治疗方案。

三、胶质瘤相关癫痫风险预测

胶质瘤相关癫痫在低级别胶质瘤中更常见。本团队通过术前磁共振影像数据，利用影像组学技术进行发掘，发现了 17 个与术后癫痫发作相关的放射学特征。基于这些放射学特征建立的模型，我们可通过术前影像数据预测患者术后发生癫痫的风险，进而协助制定癫痫管理方案。

四、肿瘤生长速度评估

脑胶质瘤分子标志物状态还对肿瘤的生物学行为有着重要影响，肿瘤的生长速度往往与其侵袭能力与患者预后密切相关。通过术前影像学手段，我们发现，具备不同分子病理特点的胶质瘤具有不同的生长速度，且生长速度较快的肿瘤预后越差。因此，术前对患者的影像学进行多次追踪可定量评估肿瘤的生长速度，从而提示手术干预时机。

在以上 4 条的基础上，通过胶质瘤分子影像技术，可以对胶质瘤在术前进行全方位的评估，协助神经外科医生早期评估患者预后，进而制定个体化的胶质瘤治疗策略，包括手术策略、癫痫管理、放化疗和综合治疗方案等，从而让更多的胶质瘤患者获益。

参 考 文 献

1. Jiang T. CGCG clinical practice guidelines for the management of adult diffuse gliomas [J]. Cancer Lett. 2016; 375（2）: 263-273.
2. 刘岩红，国家卫生健康委员会医政医管局. 脑胶质瘤诊疗规范（2018年版）[J]. 中华神经外科杂志. 2019; 35（3）: 217.
3. 中国医师协会脑胶质瘤专业委员会，上海市抗癌协会神经肿瘤分会. 中国中枢神经系统胶质瘤免疫和靶向治疗专家共识 [J]. 中华医学杂志. 2018; 98（5）: 324-331.
4. Li L. Role of molecular biomarkers in glioma resection: a systematic review [J]. Chinese Neurosurgical Journal. 2020; 6（1）: 18.
5. Cao H. A quantitative model based on clinically relevant MRI features differentiates lower grade gliomas and glioblastoma [J]. European radiology. 2020; 30（6）: 3073-3082.
6. Su C. Radiomics based on multicontrast MRI can precisely differentiate among glioma subtypes and predict tumour-proliferative behaviour [J]. European radiology. 2019; 29（4）: 1986-1996.
7. Xie T. Textural features of dynamic contrast-enhanced MRI derived model-free and model-based parameter maps in glioma grading [J]. Journal of magnetic resonance imaging. 2018; 47（4）: 1099-1111.
8. Li Y. MRI features predict p53 status in lower-grade gliomas via a machine-learning approach [J]. Neuro-

image Clin. 2018; 17: 306−311.

9. Li Y. MRI features can predict EGFR expression in lower grade gliomas: A voxel-based radiomic analysis [J]. Eur Radiol. 2018; 28（1）: 356−362.

10. Li Y. Radiomic features predict Ki-67 expression level and survival in lower grade gliomas [J]. J Neurooncol. 2017; 135（2）: 317−324.

11. Sun, Z. Radiogenomic analysis of vascular endothelial growth factor in patients with diffuse gliomas [J]. Cancer imaging: the official publication of the International Cancer Imaging Society. 2019; 19（1）: 68.

12. Liu X. IDH mutation-specific radiomic signature in lower-grade gliomas [J]. Aging. 2019; 11（2）: 673−696.

13. Li Y. Genotype prediction of ATRX mutation in lower-grade gliomas using an MRI radiomics signature [J]. European radiology. 2018; 28（7）: 2960−2968.

14. Sun K. Radiomics analysis of postoperative epilepsy seizures in low-grade gliomas using preoperative MR images [J]. Frontiers in oncology. 2020; 10: 1096.

15. Fan Z. Association of tumor growth rates with molecular biomarker status: a longitudinal study of high-grade glioma [J]. Aging（Albany NY）. 2020; 12（9）: 7908−7926.

利用CEP68将较低级别IDH1野生型胶质瘤进行再分类

唐　铠

首都医科大学附属北京天坛医院

　　胶质瘤作为颅内最常见的恶性肿瘤，最新版《WHO中枢神经系统肿瘤分类》将恶性胶质瘤分为Ⅱ～Ⅳ级，我们通常将Ⅱ～Ⅲ级胶质瘤称作较低级别胶质瘤（lower grade gliomas，LGGs），并且首次将基因型纳入胶质瘤的诊断中，其中异柠檬酸脱氢酶1（isocitrate dehydrogenase 1，IDH1）是胶质瘤分子分型的核心依据。IDH1突变（IDH1-mutation，IDH1-mut）是低级别胶质瘤的基因特征，相反，大部分Ⅳ级胶质瘤为IDH1野生型（IDH1-wild type，IDH1-wt）。IDH1野生型胶质瘤的恶性程度明显高于IDH1突变型。但在实际临床工作中，我们发现在较低级别胶质瘤中仍有部分为IDH1野生型，目前对这一部分患者应该采取何种术后治疗方式仍有较大争议。我们前期纳入来自中国脑胶质瘤基因组图谱（Chinese Glioma Genome Atlas，CGGA）和GSE 16011共290例较低级别的胶质瘤患者，发现利用CEP68 mRNA的表达量可以将可以将较低级别的IDH1野生型胶质瘤进行再分类，具体结果如下。

　　CEP68基因作为NF-kB通路上的重要调控基因，其在多种恶性肿瘤中均有相关报道，但是在胶质瘤中的作用仍不明确。我们前期依托来自CGGA的181例较低级别的胶质瘤患者，分析发现CEP68 mRNA的表达量与胶质瘤的恶性程度成反比，具体表现为在Ⅱ级胶质瘤患者中CEP68 mRNA的表达量明显高于Ⅲ级患者（图Ⅱ-2-1A，$P = 0.0295$），同时，IDH1野生型患者肿瘤中CEP68 mRNA的表达量明显低于IDH1突变型（图Ⅱ-2-1B，$P = 0.0014$）。为了证明以上结果的准确性，我们同时纳入109例来自GSE 16011的较低级别胶质瘤患者，在级别方面，Ⅲ级胶质瘤患者CEP68 mRNA表达量要略低于Ⅱ级胶质瘤，虽然结果没有统计学意义（图Ⅱ-2-1C，$P = 0.1291$），而对于IDH1，GSE 16011的患者具有与CGGA相同的趋势（图Ⅱ-2-1D，$P = 0.0035$）。

　　预后一直是临床比较关注的问题，我们通过Kaplan-Meier曲线分析发现在CGGA中，CEP68 mRNA的表达量与预后成正比（图Ⅱ-2-2A，$P < 0.0001$），并且在GSE 16011的109例患者中可以得到同样的结果（图Ⅱ-2-2B，$P < 0.0001$）。为了进一步证明CEP68是可以独立影响较低级别胶质瘤患者预后的因素，我们利用多因素Cox分析

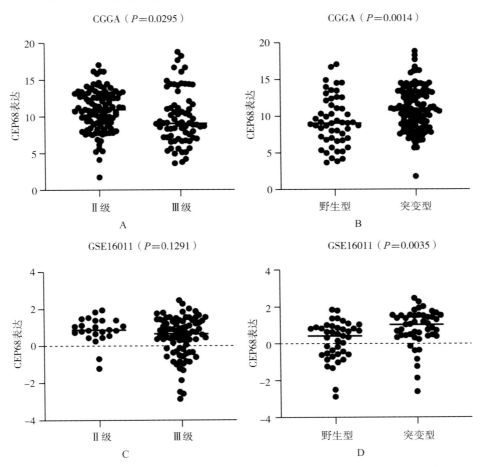

图Ⅱ-2-1　CEP68 mRNA在胶质瘤不同级别及IDH1状态亚组中的表达趋势

注：A.在CGGA数据库中，CEP68 mRNA在Ⅱ级胶质瘤中高表达。B.在CGGA数据库中，CEP68 mRNA在IDH1突变型胶质瘤中高表达。C.在GSE16011数据库中，CEP68 mRNA在Ⅱ级胶质瘤中具有高表达的趋势。D.在GSE16011数据库中，CEP68 mRNA在IDH1突变型胶质瘤中高表达。

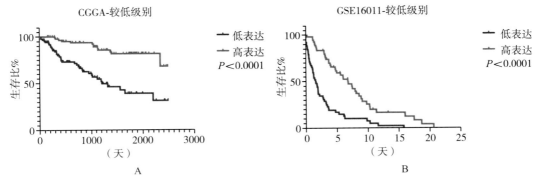

图Ⅱ-2-2　CEP68 mRNA表达量与预后的关系

注：A.在CGGA数据库中，CEP68 mRNA表达量与较低级别胶质瘤患者预后成正比。B.在GSE 16011数据库中，CEP68 mRNA表达量与较低级别胶质瘤患者预后成正比。

发现CEP68是独立于年龄、IDH1状态和治疗方式之外的可以独立决定较低级别胶质瘤预后的因素（表Ⅱ-2-1）。

表Ⅱ-2-1 单因素和多因素Cox分析

因素	单因素		多因素	
	HR（95% CI）	P值	HR（95% CI）	P值
年龄	1.047（1.017～1.079）	0.002＜	0.991（0.956～1.028）	0.639
级别	5.708（3.007～10.835）	0.0001＜	3.994（1.818～8.773）	0.001
CEP68	0.717（0.643～0.801）	0.0001＜	0.785（0.690～0.893）	＜0.0001
IDH1状态	0.274（0.151～0.497）	0.0001	0.377（0.183～0.776）	0.008
放疗	0.494（0.247～0.988）	0.046	0.370（0.176～0.779）	0.009
化疗	2.468（1.332～4.573）	0.004	0.862（0.394～1.884）	0.710

胶质瘤具有较高的肿瘤异质性。随着精准医学理念的提出和应用于临床，如何进行精准的个性化诊断和治疗是胶质瘤临床和科研的方向之一。利用CEP68 mRNA表达量，可以将IDH1野生型较低级别的胶质瘤患者进行精确的再分类，以预后为标准（图Ⅱ-2-3A），CEP68高表达的IDH1野生型的较低级别胶质瘤预后与IDH1突变的较低级别胶质瘤相似，而CEP68低表达的IDH1野生型的较低级别胶质瘤患者预后与恶性程度较高的Ⅳ级胶质瘤相似。同样地，我们可以在来自GSE 16011 109例较低级别胶质瘤患者中得到相似的结果（图Ⅱ-2-3B）。

目前临床上对于恶性胶质瘤的治疗仍主要依靠手术以及术后的放化疗，放化疗具有较大的副作用。目前因为肿瘤恶性程度不同，会采取不同的放化疗方案，其中肿瘤级别、IDH1状态和O^6-甲基鸟嘌呤-DNA甲基转移酶（MGMT）启动子甲基化状态是影响放化疗方案制定的重要因素。一些特殊群体，（如IDH1野生型的较低级别胶质瘤），具体应采取何种治疗措施一直是争议的焦点。本研究根据CEP68 mRNA的表达量，可以将IDH1野生型的较低级别胶质瘤进行精准的再分类，分为预后较好的与Ⅱ级胶质瘤相似的群体以及预后较差的与Ⅳ级胶质瘤相似的群体。对于与Ⅱ级胶质瘤相似的群体，因为其恶性程度较低，可以采取相对缓和的治疗方式，尤其是对于KPS评分较低的患者。而对于与Ⅳ级胶质瘤恶性程度相似的群体，虽然肿瘤级别为Ⅱ～Ⅲ级，但是仍应按照Ⅳ胶质瘤对待，采用强度较大的治疗方案。

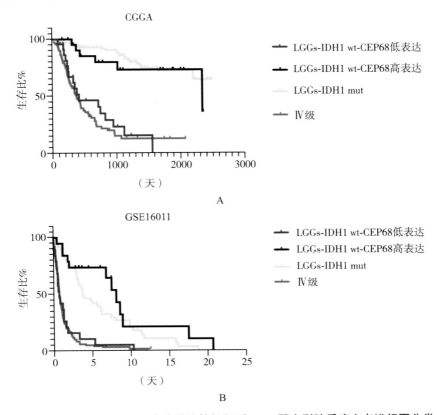

图Ⅱ -2-3　CEP68 mRNA 表达量将较低级别 IDH1 野生型胶质瘤患者进行再分类

注：A.在 CGGA 数据库中，IDH1 野生型的较低级别胶质瘤患者若伴有 CEP68 mRNA 高表达，其预后与 IDH1 突变型的较低级别胶质瘤患者一致，若伴有 CEP68 mRNA 低表达，其预后与Ⅳ级胶质母细胞瘤预后一致。B.在 GSE16011数据库中，IDH1 野生型的较低级别胶质瘤患者若伴有 CEP68 mRNA 高表达，其预后与 IDH1 突变型的较低级别胶质瘤患者一致，若伴有 CEP68 mRNA 低表达，其预后与Ⅳ级胶质母细胞瘤预后一致。

弥漫性胶质瘤分子标志物的临床意义

于书卿

首都医科大学附属北京天坛医院

2016年，世界卫生组织（WHO）将分子标志物以及组织学纳入中枢神经系统（CNS）肿瘤的诊断分类标准中，这提高了诊断的准确性：少突星形细胞瘤不再作为一个临床实体存在；异柠檬酸脱氢酶（IDH）突变和1p/19q共缺失的少突胶质瘤是一个预后较好的较小类别；IDH野生型"低级别"胶质瘤预后较差；胶质母细胞瘤被分为IDH突变型（相比于2016年前的胶质母细胞瘤具有较好预后）和IDH野生型（预后较差）。

WHO对中枢神经系统肿瘤的分类，是世界广泛承认和接受的脑脊髓肿瘤诊断系统。它是诊断的基础，提示预后，并有助于预测特定治疗可能出现的反应。2016年，WHO的分类标准中纳入了肿瘤的组织学和分子遗传生物标志物。

首先，在胶质瘤标本的组织学解读上，不同观察者之间存在着显著的区别。在许多情况下，即使是经验丰富的病理学家，对于肿瘤是少突胶质瘤还是星形细胞瘤也有不同的看法。当组织学同时显示两种细胞类型的特征时，使用单独的"少突星形细胞瘤"分类。然而，少突胶质瘤和少突星形细胞瘤的界限并不明确。一旦在临床中发现组织学上确定的少突胶质细胞瘤对化疗更敏感，在许多中心，属于少突胶质细胞瘤的肿瘤的比例就会增加，因为即使是很小的区域有少突胶质细胞瘤的成分，神经病理学家也会将其报告。因此，当面对一些对化疗反应不太好的肿瘤时，更多的患者接受了PCV（丙卡巴肼、洛莫司汀和长春新碱）化疗。此外，这导致在临床试验和研究中以不同诊断组分层的准确性降低。

其次，低级别胶质瘤的治疗是困难的，因为组织学不能轻易预测低级别肿瘤的行为。预后不良的特征为患者年龄（40岁以上）、大肿瘤（>6cm）、中线移位和神经功能缺损。一般来说，成年人弥漫性低级别胶质瘤预后良好，中位生存期为5～7年，少突胶质瘤的预后比星形细胞瘤好。来自欧洲癌症研究和治疗组织的22 845例低级别胶质瘤的保守治疗（"观察和扫描"）试验表明，早期放射治疗并没有使组织学诊断为WHO II级胶质瘤的患者的生存率增加，而且低级别胶质瘤标准放射治疗的晚期毒性（6周内30个部分中54 Gy）也令人担忧。一些低级别胶质瘤发展成侵袭性疾病，迅速转化为高级别胶质瘤，对于通常是惰性的低级别肿瘤，这在组织学上也很难预测。这可能解释了为什么低级别胶质瘤作为一个分组在临床试验中表现出异质性的"治疗反应"。很明显，我们需要更好地鉴别出有潜在侵袭性的低级别胶质瘤，这些胶质瘤在最初诊断后也需要更激进的治疗，而这些仅依靠组织学是无法实现的。

再次，一个经常遇到的挑战是胶质瘤分级的一致性，特别是在区分WHO Ⅱ级和WHO Ⅲ级胶质瘤时。即使是识别小的间变性病灶，也会将肿瘤提升到更高的级别；这一点的实际意义是，立即指定患者接受更高剂量的放射治疗，无论手术切除的范围。世卫组织Ⅲ级肿瘤的治疗方案是在6周内用60Gy分30组进行照射。如果患者只有小的间变性病灶，早期用大剂量放射治疗很可能缩短"迟发效应"出现前的时间。然而，缺乏分子标志物可能会使对结果的解释出现偏差，也会影响那些从早期放射治疗中获益的那一类患者。

最后，胶质母细胞瘤表现出多种不同的临床行为，仅仅依靠组织学检查很难预测疾病的预后或治疗反应。我们早就知道一些胶质母细胞瘤是由低级别胶质瘤（以前称为"继发性胶质母细胞瘤"）转变而来，而大多数一开始就是胶质母细胞瘤（以前称为"原发性胶质母细胞瘤"）。无论胶质母细胞瘤的起源是"原发性"还是"继发性"，它们都需要更复杂的分子分析，但这种分析在临床实践中并没有常规进行。例如，"原发性"胶质母细胞瘤的特征是表皮生长因子受体的过度表达、磷酸酶和张力素同源物的突变以及10号染色体的缺失，而"继发性"胶质母细胞瘤则常常表现为TP53突变和19q的缺失。因此，在常规的临床实践中，尽管胶质母细胞瘤有不同的分子特征和不同的预后，但它们的治疗方法是类似的。总之，我们迫切需要确定胶质瘤的分子标志，以便更好地确定诊断的类别（诊断标志）、预测临床结果（预后标志）和预测对特定肿瘤治疗应答的可能性（预测标志）。

WHO 2016年更新的重要性在于，关键分子标志现已成为胶质瘤分类的一部分。目前临床常规检测的主要标志物是异柠檬酸脱氢酶（IDH）基因突变（突变型或野生型）和1p/19q共缺失（共缺失型或完整型）。首先，2016年世卫组织分类更新的中心目的是提高诊断准确性。结合组织学特征和分子标志应有助于减少观察者间的变异，实现更一致和可重复性的诊断。

新定义的分子亚群应能实现更准确地分层和预测弥漫性胶质瘤的预后。因此，临床医生可以根据IDH和1p/19q状态，来权衡是否与何时开始特定的治疗。分子分类影响胶质母细胞瘤患者的预期生存率。Yang等报道，同时有IDH突变和甲基化MGMT的患者预后最好（中位总生存期约36个月）；只有IDH突变或甲基化MGMT其中之一的患者预后中等（中位总生存期约14个月）；野生型IDH且未甲基化MGMT启动子患者的预后最差（中位生存期约9个月）。WHO 2016年分类标准中引入了分子信息后，明确了少突胶质瘤是一种预后较好的肿瘤，这一改动影响了临床治疗。2018年国家健康与保健卓越研究所（NICE）指南为英格兰和威尔士推荐了治疗策略。这些建议主要是基于一项显示了化疗加放射治疗对低级别胶质瘤亚组的实质性益处的Ⅲ期临床试验，它显示了分子标志物与临床决策的结合。

1. 年龄小于40岁的IDH突变的低级别胶质瘤患者，术后MRI检查无残留肿瘤，可观察并扫描至有复发迹象，而不进行早期化疗。因为考虑到他们的中位生存率很高，而化疗则会有晚期毒性。

2. 40岁以上的IDH突变、1p/19q共缺失少突胶质瘤或间变性少突胶质瘤患者，术后MRI有残余肿瘤，可"提供"放射治疗（少突胶质瘤30次，共54 Gy；间变性少突胶质瘤30次，共60 Gy），随后进行6个周期的PCV。IDH突变的星形细胞瘤患者和年龄在40岁以下的IDH突变的胶质瘤患者，在影像学上有难治性癫痫发作或进展，可以考虑采用相同的治疗方案。

3. 新诊断为IDH野生型或突变型的Ⅲ级胶质瘤患者，无1p/19q共缺失（间变性星形细胞瘤）并且表现状态良好的，可进行放射治疗，随后进行12个周期的辅助替莫唑胺化疗。

4. 值得注意的是，组织学证实的IDH野生型Ⅱ级胶质瘤，具有侵袭性预后分子的特征，其预后与胶质母细胞瘤相似。

如果TERT突变对预后影响的初步证据得到证实，这可能促使临床医生像对待高级别肿瘤一样对待低级别星形细胞瘤的侵袭性亚组（即IDH野生型TERT突变），伴随放疗和辅助TMZ治疗，或放疗后辅助PCV治疗。

总之，将分子标记物纳入2016年世卫组织脑肿瘤分类中，提高了诊断的精确性和准确性，并对预后和治疗反应的预测具有临床和研究意义。

胶质瘤分子影像进展

陈思源

首都医科大学附属北京天坛医院

分子影像，指通过影像学手段发现和解释活体状态下的人体内某些分子水平的特征及变化的一门新兴学科。传统的分子影像研究多用于探究基础科学及生命科学的复杂机制，而近年来，随着影像技术，分子生物学技术及人工智能的发展和普及，分子影像这一学科也开始了逐步向临床转化。2016年以来，随着胶质瘤分子分型作为胶质瘤病理分型的金标准之一被纳入世界卫生组织（WHO）指南，各级别胶质瘤的分子标志物在胶质瘤的诊疗流程中成了不可缺少的一环。然而，胶质瘤分子病理诊断对医院，实验室及诊疗人员，设备的要求较高，在临床实践中，仍存在一定的漏判、误判的可能性。这一现状为分子影像的在我国的发展带来了新的机遇和挑战。

目前，胶质瘤分子影像学发展的主流方向是以人工智能算法为工具，以分子病理和影像大数据库为基础，达到能使计算机通过提取影像图片中的特征来无创评估患者的肿瘤病理等级和进一步开展分子病理分型。在理想的情况下，其创建的人工智能模型在导入影像数据后，其对病理及分子分型的判断准确性能达到甚至超过一般的病理报告。目前，现有的研究及已开发的模型暂时无法做到这一点，但是仍有多个国内外的团队就这个方向发表了可靠的研究成果。2016年有国外团队通过大数据建立了胶质瘤病理分级的简单分类器，可以通过输入胶质瘤患者常规核磁影像数据，鉴别胶质瘤高低级别，其准确率高达80%。同年，我国CGGA分子影像科研团队通过提取数据库200余名肿瘤患者T1、T2以及FLAIR的影像特征，采用人工智能支持向量积算法，成功建立了一系列胶质瘤相关分子标志物的分类模型，这些标志物包括常规的IDH突变，1p/19q共缺失，MGMT启动子甲基化等，在建模成功后，作者将该模型应用于另一组患者的影像数据中，对以上分子标志物进行预测，实验发现预测准确度均超过70%，这标志着术前无创的预测胶质瘤分子分型的重大突破及显著进展。

虽然发展迅速，但目前针对胶质瘤的分子影像学研究仍有一定局限。首先，目前国内外相关研究数据量多无法达到大数据标准，这其中，影像学设备型号的不同，扫描参数设置不一，以及病理、免疫组化染色的差异使得不同机构，组织间的同质性较差，这使得大数据难以得以完全应用。数据量的缺失会直接导致机器学习的可靠性下降，也导致目前更为先进的卷积神经网络算法难以发挥。所以，要使分子影像真正能达到理想的无创预测水平，还需要国内外各机构联合，做到数据共享及数据同质，建立起真正的胶质瘤分子-影像的大数据库。

体检发现松果体囊肿的处理

王　翔

四川大学华西医院

随着健康体检进行头部CT或者MRI项目的普及，体检发现松果体囊肿的概率也日益增加。门诊上咨询松果体囊肿的病患也越来越多。现就体检发现的无症状松果体囊肿的处理进行简要阐述。

松果体是内分泌腺体，是人体最小的器官。松果体是一个中线结构，位于上丘脑的上面、髓纹的后下方及两侧丘脑之间，是上丘脑的一部分。松果体大小约一颗稻谷（5～8mm），由于其常常钙化的关系，所以时常能在颅骨的X线或头部CT检查中看到它。囊肿有可能发生在全身的任何部位，如果发生在松果体，则是松果体囊肿。松果体囊肿发生的原因，可能是因松果体实质发生坏死所致的继发性囊变，亦可能是由于第三脑室顶部闭合障碍留下的小囊肿，也有猜测可能与原本应分化的神经胶质细胞的原始细胞残留演变有关。

松果体囊肿是很常见的，绝大多数患者都是进行头部CT扫描或MRI检查偶然发现的。松果体囊肿在普通人群中通过磁共振的检出率为1%～5%；但有些尸检的结果，发现松果体囊肿的概率更高，达到了25%～40%。因此，如果体检发现松果体囊肿，不用紧张，这是很常见的现象，而且囊肿也是良性病灶。一般来讲，松果体囊肿多发生在青少年，随着年龄增大发病率下降，女性患病的比例比男性高。

绝大多数松果体囊肿不会导致临床症状，特别是体检发现的松果体囊肿一般都是无症状性囊肿。然而，当出现头痛等不典型的临床症状时，很难把该症状归因于松果体囊肿。但有新的研究指出，松果体囊肿可能会引起褪黑素的分泌失调。褪黑素是松果体分泌的一种激素，调节睡眠和性激素。因此当有睡眠障碍或性激素分泌异常的患者，检查发现较大的松果体囊肿时，可以考虑两者之间的相关性。

体检发现松果体囊肿，该如何处理？首先需要做增强磁共振，来排除松果体肿瘤。松果体囊肿典型的CT表现特征为，松果体区见类圆形低密度，密度均匀，略高于脑液性，囊壁可见，厚1～2mm，边缘可见点状钙化。松果体囊肿在磁共振上表现为，长T_1信号，长T_2信号，信号强度接近或高于脑脊液信号（可能与囊肿内囊液蛋白含量高的缘故），DWI无弥散受限。常可见强化的囊壁，但无强化的囊内容物，这也是松果体囊肿与肿瘤影像学上的基本区别。

　　其次，松果体囊肿是否需要治疗？绝大多数松果体囊肿不需要治疗，如果出现以下情况，才考虑手术：①有复视或上视不能的临床症状，影像学上有中脑受压表现；②梗阻性脑积水；③连续的影像检查，囊肿在增大；④影像学上有实性成分，不能排除肿瘤时；⑤囊肿直径大于2cm，且出现了不典型临床症状，如头痛、精神症状等（2cm的阈值是文献中无症状松果体囊肿与有症状松果体囊肿的界限值）。

　　最后，体检发现的无症状的松果体囊肿需要长期观察随访吗？这也是患者经常问的问题和医生面对的决策问题。对于无症状的成人松果体囊肿可以不用长期观察随访及MRI复查。对于仅头痛这样的不典型症状来讲，也是属于该类范畴。松果体囊肿的自然病程研究较少，国外的两家独立医疗机构分别进行了478例和281例16岁以上成人松果体囊肿患者的观察研究（囊肿直径至少要大于5mm）。在有完整随访资料的病人队列中，囊肿增大的比例约为3%，如果把随访不完整的病人（多为观察中无症状或无进展而未再检查）加上，囊肿增大的比例低于1%。因此，对于无症状的成年人松果体囊肿可以不必采取密切观察随访，或者仅在其发现后的1年做1次磁共振复查。

PART Ⅲ

脑功能区精准定位与保护策略

功能区胶质瘤精准定位切除和功能保护

黄胜威　阮林辉　杨建静　涂　明　诸葛启钏

温州医科大学附属第一医院

一、功能区胶质瘤手术介绍

功能区胶质瘤手术的目标是最大限度地切除肿瘤，同时避免神经功能障碍。肿瘤最大限度有效切除可以控制癫痫发作、改善由占位引起的其他临床症状。对低级别胶质瘤患者，全切除肿瘤可以明显改善预后。肿瘤切除的程度也与肿瘤的进展时间和患者总体生存时间有关。肿瘤复发风险最大的部位是影像学上增强信号或肿瘤边界向外2cm范围内的区域，因此理想的手术切除策略应该是切除时稍微超过肿瘤边界。但是，当术后出现明显神经功能障碍（如偏瘫）时，扩大切除带来的生存优势则会丧失。因此，功能区特别是中央沟周围区胶质瘤手术的安全性对患者康复而言至关重要。随着神经外科手术相关技术的发展，多模态影像（图Ⅲ-1-1）结合术中电生理、黄荧光技术、唤醒麻醉、术中磁共振等新技术的出现，为功能区的胶质瘤最大限度地切除提供了良好的保障和手术规划。

二、基于多模态影像数据分析的大脑微结构三维重建技术

基于dMRI、sMRI、MRA和CT等多模态影像数据，通过AI大数据与人工智能等技术，自动重建大脑组织三维结构，实现多模态脑高维可视化定位，直观显示多模态影像的头骨、肿瘤、血管、脑功能区及神经传导束的空间结构，辅助规划导航神经外科手术。我们团队与浙江工业大学信息工程学院冯远静教授合作，从高阶张量稀疏成像、高阶张量深度学习成像和非对张量成像方法（图Ⅲ-1-2）研究高精度的估计神经纤维方向；其次引入流体力学的流场理论建立神经纤维流束微分方程，实现一种强化学习纤维束高精度跟踪算法；同时采用大样本数据学习技术，自动识别关键神经纤维束（图Ⅲ-1-3）；结合深度网络学习，自动识别重建肿瘤、血管与颅骨，实现2D/3D的多模态数据融合及全脑关键组织的高维可视化（图Ⅲ-1-4），为精准神经外科手术打下坚实基础。

三、功能区胶质瘤电生理监测

进行功能区胶质瘤手术切除的同时，尽量全切除肿瘤，又能保护神经功能是功能

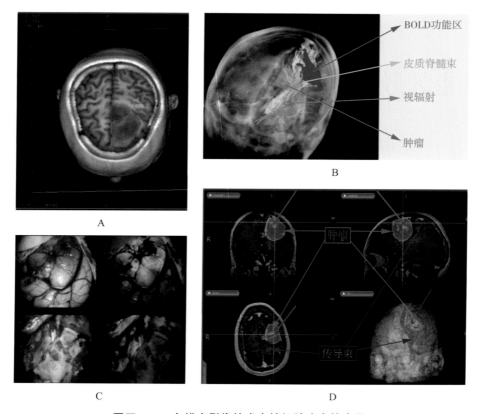

图Ⅲ-1-1　多模态影像技术在神经肿瘤中的应用

注：A.功能磁共振（fMRI）；B.磁共振弥散张量成像（DTI）显示的肿瘤与各传导束，功能区的三维空间关系；C.术中黄荧光染色技术（黄染区域为肿瘤）；D.神经导航结合多模态影像技术对肿瘤进行术中定位。

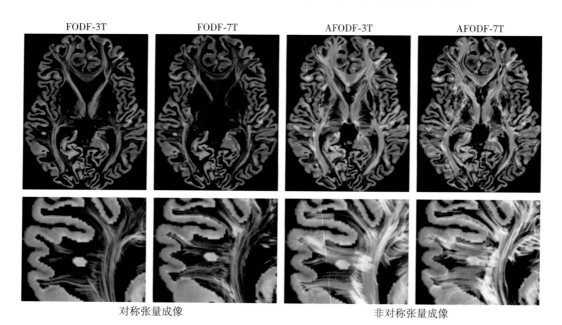

图Ⅲ-1-2　非对称张量成像方法

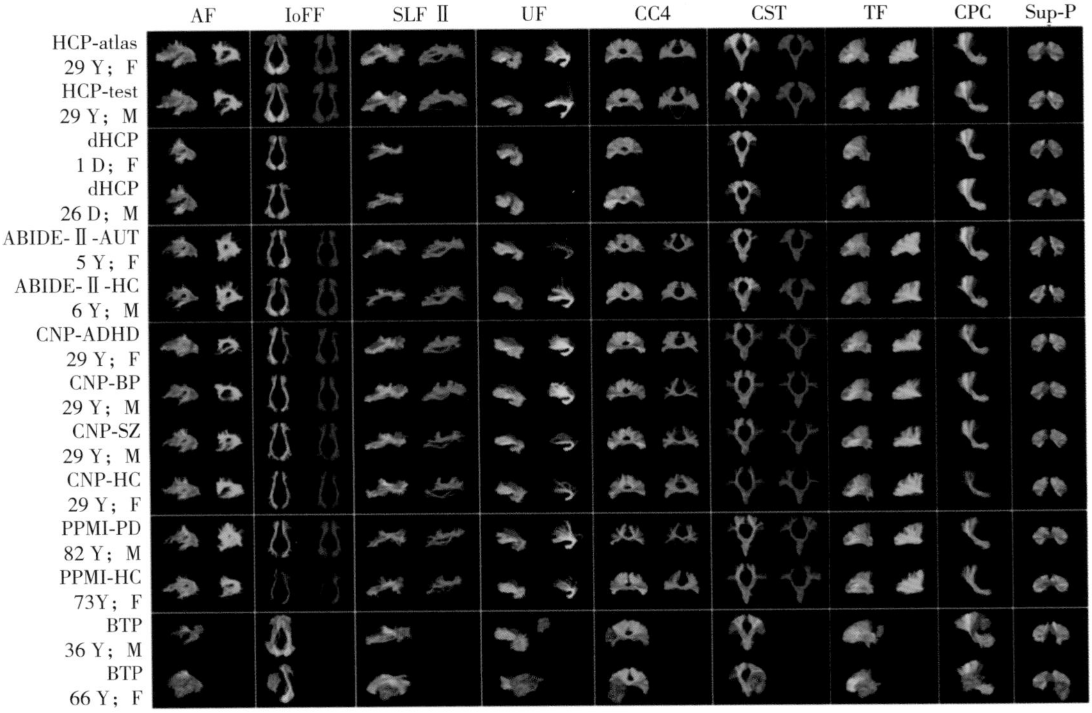

	AF	IoFF	SLF Ⅱ	UF	CC4	CST	TF	CPC	Sup-P
HCP-atlas 29 Y；F									
HCP-test 29 Y；M									
dHCP 1 D；F									
dHCP 26 D；M									
ABIDE-Ⅱ-AUT 5 Y；F									
ABIDE-Ⅱ-HC 6 Y；M									
CNP-ADHD 29 Y；F									
CNP-BP 29 Y；M									
CNP-SZ 29 Y；M									
CNP-HC 29 Y；F									
PPMI-PD 82 Y；M									
PPMI-HC 73Y；F									
BTP 36 Y；M									
BTP 66 Y；F									

图Ⅲ-1-3　大样本数据学习的人脑神经连接图谱

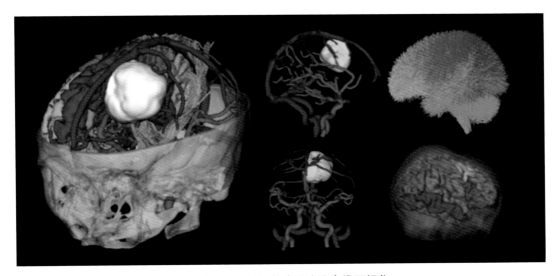

图Ⅲ-1-4　脑组织自动重建及高维可视化

区胶质瘤手术医师团队不断努力的方向和目标。术中神经电生理监测可实时地监测神经功能并提出风险预警，已成为神经外科手术中功能保护最为可靠的技术。鉴于神经电生理监测对患者和神经外科医师的重要性，神经电生理医师和专业技术人员现已成为手术团队不可缺少的重要成员。

术中电生理监测需要专业团队，我科术中电生理监测是由朱丹化副主任医师带领的团队完成。目前开展的功能区胶质瘤术中电生理联合监测技术包括：经颅运动诱发电位（MEP）、体感诱发电位（SSEP）（图Ⅲ-1-5）、皮层/皮层下运动诱发电位（DCS/DsCS）（图Ⅲ-1-6）。精确的脑功能定位是功能区胶质瘤最大限度切除和保护脑功能的前提和关键技术。我们使用的是Nicolet Endeavor CR 16通道术中诱发电位监测仪。开颅前记录经颅感觉诱发电位（方波脉冲电刺激双侧腕部正中神经，刺激强度20mA，

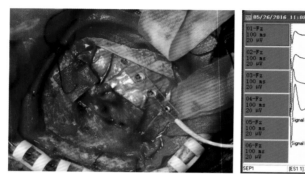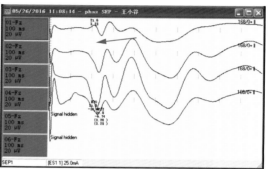

图Ⅲ-1-5 皮层体感诱发电位监测技术（定位中央沟）

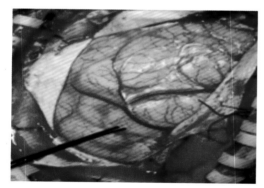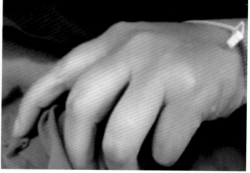

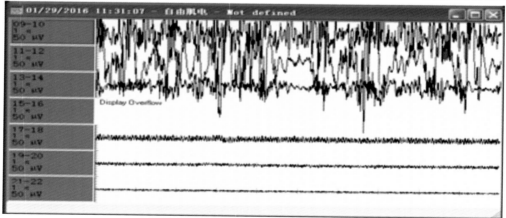

图Ⅲ-1-6 直接皮层电刺激定位运动功能区

注：术中见对应斜方肌、肱二头肌、肱三头肌、肱桡肌收缩。

叠加250次，脉宽0.3ms）和运动诱发电位（刺激频率500Hz，刺激串数7个，脉宽0.3ms）。当硬膜剪开后，利用6点皮层颅内电极并应用皮层SEP时相翻转技术初步定位中央沟，双极刺激器定位初级运动区皮层。术中实时电刺激可定位并监护肿瘤侵及或毗邻的功能脑组织，从而避免术后出现失语、偏瘫、感觉障碍以及认知功能障碍。术中直接电刺激技术，是目前脑功能区定位的金标准。我们监测团队术中间断性使用皮层/皮层下直接电刺激（刺激频率500Hz，脉宽0.3ms，刺激串数8个，每串刺激持续2～5s，刺激强度为1～20mA）监测定位功能区和皮层下传导束，在可能的功能边界上通过逐渐增加刺激电流强度来寻找最低阈值，根据刺激阈值的大小判断刺激点与运动通路的距离以保护神经功能和确保肿瘤最大范围切除。

四、神经元重编程技术在胶质瘤治疗上的应用研究

细胞重编程（cell reprogramming）技术指通过转录因子（TF）或小分子化合物等诱导体细胞重编程为诱导性多能干细胞，或将一种终末分化细胞直接转变为另一种终末分化细胞，即直接重编程。细胞直接重编程技术不同于诱导性多能干细胞技术，其跨越了分化细胞去分化以及再定向分化为特定功能细胞的过程，因而可避免多能干细胞本身可能带来的安全隐患。已有多项研究表明，TF将胶质瘤细胞重编程为神经元样细胞，这表明使用该技术将肿瘤细胞重编程为非恶性细胞可能为胶质母细胞瘤提供了潜在的治疗策略。

近几年诸葛启钏教授团队一直致力于细胞重编程技术在胶质母细胞瘤上的治疗应用探索，与美国西南医学中心（UTSW）建立密切合作致力于神经元重编程技术研究。目前，在双方的合作与努力下，我们团队在重编程技术治疗胶质母细胞瘤方面已取得一些成果；团队前期研究证实运用转录因子NGN2和SOX11可以极高效率（约95%）地重编程胶质母细胞瘤细胞系（U251/U87）为神经元样细胞，并且阻断了胶质母细胞的增殖，这一研究成果发表在Cell Death Dis。在此基础上，我们发现重编程转录因子SOX4在神经元重编程和神经发生过程中至关重要，其同样可以协助转录因子NGN2高效重编程胶质母细胞瘤细胞为神经元细胞。在抑制细胞增殖方面，SOX4通过直接特异性抑制tRNA基因子集的表达，从而影响胶质母细胞瘤的增殖和相关蛋白合成。相关成果发表在《美国科学院院报》（*PNAS*）上。系统性地探究细胞重编程技术在胶质母细胞瘤细胞上的重编程效果及机制可能为这一令人绝望的肿瘤治疗带来新的希望！

多种现代技术联合应用实现术中
大脑功能区精准定位与保护

牛朝诗　　程　伟

中国科学技术大学附属第一医院

　　众所周知，提高脑胶质瘤的全切除率将显著延长患者的生存期。因此，如何确认切除程度及辨认有无肿瘤残留是神经外科医师的首要任务。而提高全切除率的同时，需要避免损伤正常脑组织，尤其是功能区皮层及皮层下纤维束，这对患者术后生存质量也很重要。近年来，将术中超声及造影、术中磁共振及功能磁共振（包括BOLD-fMRI及DTI）、术中荧光、术中电生理和术中唤醒麻醉等多技术单独或联合应用于颅内肿瘤手术中，为术者选择何种入路、何处切开皮层、判断肿瘤残余及保护脑功能区等提供了确切依据，取得了不错的效果。

　　精确定位大脑功能区（包括功能皮层和皮层下通路）是避免术中损伤功能区的前提。相关技术主要分术前重建功能区皮层的BOLD-fMRI技术和重建纤维束的DTI技术（图Ⅲ-2-1）。术中主要依赖神经电生理技术监测功能区皮层和皮层下纤维束的完整性，当然术中磁共振重建DTI是重要的补充。而唤醒麻醉技术对于语言区手术显得更加重要。

　　1. BOLD-fMRI　可以反映血液中脱氧血红蛋白与氧合血红蛋白的比例，显示皮层被激活的功能区域。由于占位效应，肿瘤周围的功能活动区常发生变形、移位及功能区的重组，功能皮层的定位与正常解剖结构的功能区分布会有一定的差别。广泛应用于术前运动、视觉皮质功能及语言相关功能区域的定位。因此，利用BOLD-fMRI充分显示肿瘤与功能区的关系，可用于指导手术入路及手术切除范围的确定。

　　2. DTI　是在弥散加权成像（diffusion weighted imaging，DWI）基础上发展起来的一种脑功能成像技术，是利用人体内水分子在不同方向上其自由运动不同所造成的信号改变进行成像的。目前主要重建的纤维束有锥体束、视放射和弓状束等。帮助术者了解胶质瘤相毗邻的重要白质纤维束的状态（被推移、浸润或者破坏），指导手术入路的选择、术中肿瘤切除的范围以及纤维束的保护。

　　3. 电生理监测和直接电刺激技术

　　（1）术中皮层电生理监测：主要为运动诱发电（motor evoked potential，MEP）和体感诱发电（somatosensory evoked potential，SEP）。这两种技术本是用来检测运动传

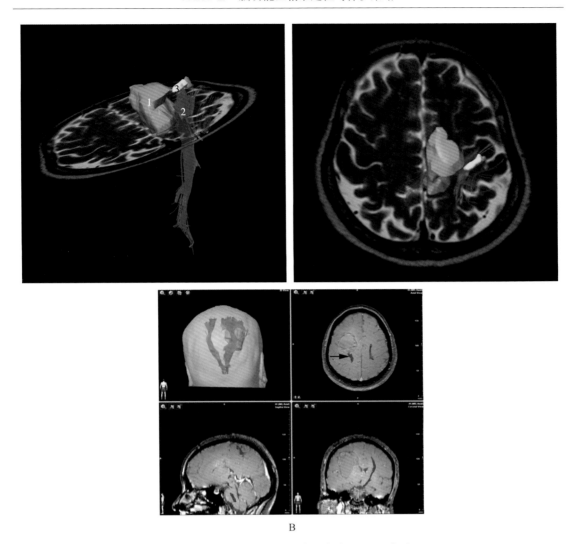

图Ⅲ-2-1 右侧中央区胶质瘤（WHO Ⅲ级）

注：A. 1为红色代表肿瘤勾画范围；2为蓝紫色是锥体束；3为黄色是左脚皮层激活区，紫色是左手皮层激活区；B.黑色箭头所指术前DTT显示肿瘤后缘紧邻锥体束。

导通路或者感觉传导通路的完整性，随着经颅刺激技术的完善，同样可以用于界定皮层功能区。体感诱发电是将刺激电极固定在患者病灶对侧面部、上肢正中神经和下肢胫神经上方，应用恒定单脉冲电流刺激，用皮质盘状或条带状电极作为记录电极，将得到的信号放大、滤波及计算机处理后显示波形，中央前回为P20-N30，中央后回为P30-N20，波形分化最好，位相出现倒逆转的二电极间是中央沟。该技术操作简单快捷，适用于全麻患者定位中央前后回（图Ⅲ-2-2）。缺点是可靠性略差，难以精确定位各种皮层功能区。如果肿瘤浸润性生长并破坏感觉运动区，术中难以准确定位。运动诱发电在SEP确定中央前回的基础上，可以在这些中央前回放置刺激电极发射刺激，在对侧躯体放置接受电极进行记录，作为术中监测功能区的手段。

（2）皮质直接电刺激：术者的解剖知识和经验并不能精确地判断患者的皮质功能区，这是由于个体差异性、肿瘤占位效应和脑皮质功能区的可重塑性，fMRI神经导航技术虽然提供了一种定位功能区的简便方法，但有研究认为其仍不够精准。皮质直接电刺激则可作为功能区界定的金标准，可实时确定运动、感觉、语言甚至记忆等脑皮质功能相关部位，也可对皮质下功能区进行定位。其原理是局部的电刺激可导致神经元及其传导束的去极化，导致局部组织兴奋或抑制，其中刺激感觉区和运动区结构会造成异常感觉和运动反应（兴奋性效应），而语言区和记忆区结构的直接电刺激则造成短暂的功能抑制（抑制效应）。

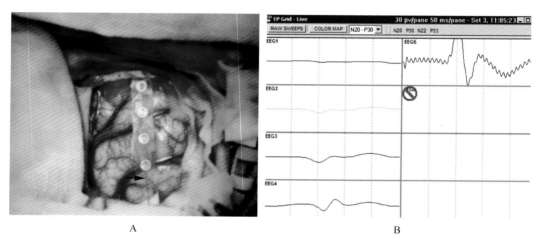

图Ⅲ-2-2　术中电生理监测

注：A.描记电极垂直中央沟放置，图中黑色箭头所指是描记电极4和5之间；B.描记电极4和5之间可见位相倒逆转，表明两者之间的脑沟为中央沟。

4. 唤醒麻醉技术　常规麻醉手术中，患者处于深度睡眠状态，所进行的功能区定位是被动的，不能等同于客观的皮质功能区。而实施唤醒麻醉技术则为术中精确定位功能区提供可能，特别是语言区的定位。唤醒麻醉发展到今天已经越来越普遍地应用于脑皮质功能区肿瘤切除术中，其成功得益于：①异丙酚等短效全身麻醉药复合阿片类药物的应用：短效全身麻醉药结合局麻药物的应用为神经外科手术实现"睡-醒-睡"提供了药理学基础，靶控输注（TCI）技术为定量注射麻醉药提供精确的方法。②喉罩的临床应用：气道管理是自麻醉状态向唤醒状态过渡中麻醉医生遇到的最大挑战，全身麻醉唤醒后患者通常有不同程度的呼吸抑制，而气管插管刺激强度大，清醒的患者多不能耐受，且存在再次置入困难的窘境，而喉罩成为实施唤醒麻醉气道管理的理想工具。③麻醉深度监测技术的应用：目前多采用脑电双频指数（bispectral index，BIS）来评估麻醉深度，是目前以脑电来判断镇静水平和监测麻醉深度的较为准确的一种方法。其值为100代表清醒状态，0代表完全无脑电活动状态（大脑皮质抑制），一般认为BIS值为85～100为正常状态，65～85为镇静状态，40～65为麻醉状态，低于40可能呈现暴发抑制。总之，现代麻醉药物、监护和器械的进步实现了唤醒麻醉技术，满足了术中功能区定位的需要（图Ⅲ-2-3）。

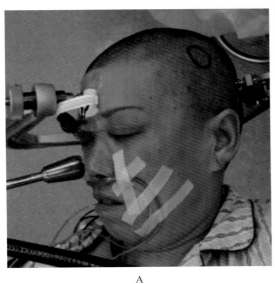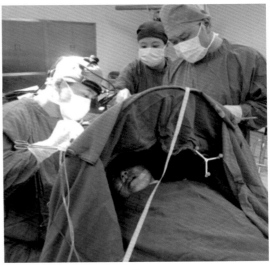

A　　　　　　　　　　　　　　　　　　　B

图Ⅲ-2-3　术中唤醒麻醉

注：A.术前麻醉状态（非插管）；B.术中操作状态（可随时唤醒）。

　　总之，多种技术的联合运用已成为手术治疗大脑皮质功能区胶质瘤的必备关键技术。其包括术前利用多模态影像学技术来确定肿瘤的位置和范围，利用BOLD联合DTI来初步定位功能皮质和皮质下传导纤维束，术中一方面利用B超、荧光造影、术中磁共振来进行神经导航系统的纠偏，确定肿瘤残留与否；另一方面利用唤醒麻醉技术联合电生理监测或直接电刺激精确定位功能区。这样制定个体化手术方案能在最大限度地切除病灶的同时尽可能地保护正常脑功能，延长生存期和提高生活质量。

功能磁共振和神经电生理监测
对脑功能区胶质瘤手术有重要意义

程传东　计　颖　牛朝诗

中国科学技术大学附属第一医院

大脑是人类最复杂的系统之一，不同功能区相互作用、互相协调。目前所指的脑功能区包括结构（大脑功能皮质和与之相联系的皮质下通路）和功能（语言、视力、运动）两个主要方面。脑功能区的结构和功能相辅相成，结构是功能的解剖学基础，具体的功能是外在结构的基础上执行。在病灶累及脑功能区的手术中，尽可能地保留功能区结构的前提下全切病灶是治疗的首要原则，保留结构是保留功能的前提。在手术前及手术中对脑功能区的精确定位是保留功能及结构的重要前提和必要步骤。目前对于功能区的定位主要包括术前功能磁共振和术中电生理技术两种方法。

一、功能磁共振定位脑功能区

术前功能磁共振定位功能区的方法包括结构定位与功能定位。功能定位主要使用基于血氧依赖的功能磁共振，即功能区消耗更多的氧气。使用任务态功能磁共振，通过让患者执行一系列任务，使用特定算法计算出任务执行过程中耗氧量最多的区域，即可定位语言功能区和运动功能区。言语功能区主要包括：默读、朗读、动词产生、图片命名、文字阅读等（Broca区的定位）和语义判断、词汇理解、段落理解等（Wernicke区的定位）。不同的语言任务会产生不同的激活区，从而判断语言区的位置。运动功能区主要包括：拇指与食指的对指运动；拇指与其余四指的轮替对指运动；手指叩击运动；手指和手腕协同动作。

上述技术主要用于功能区皮层（言语功能和运动功能）的定位，对于功能区连接的皮层下通路定位主要依赖于使用静息态功能磁共振中弥散张量成像技术（diffusion tensor imaging，DTI）。磁共振弥散张量成像技术主要是计算水分子在神经纤维束中的弥散现象，水分子在白质纤维束中的弥散受轴突膜和细胞细丝骨架的限制，使水分子沿髓鞘的弥散明显多于横跨髓鞘的弥散。磁共振技术通过研究白质纤维束所含水分子中的氢质子的磁化来标记分子，观察到的分子移动可以反映组织形态、结构。简而言之，水分子在神经纤维束的长轴弥散较快，短轴弥散受阻。基于这一原理进行计算，可根据观察到的水分子移动情况反映神经纤维束组织形态、结构以及走向（图Ⅲ-3-1）。目前国际上有报道应用该技术可精确定位皮下运动通路并实施保护，在有效提高肿瘤全切率的同时，降低患者术后偏瘫概率，使胶质瘤中位生存时间由14.0个月提高至19.3个月，亦可联合术中超声使用（图Ⅲ-3-2）。神经纤维束重建技术在语言功能的保护上同样具有重要作用。目前神经外科手术在语言保护上采取的技术主要是重建弓状束，包括弓状束的直接纤维和间接纤维。有研究显示，纤维追踪技术是一种可靠的语言通路定位技术。但对于脑肿瘤患者而言，该技术仍有其局限性，术中电生理监测技术仍是目前术中最可靠语言通路定位手段。

二、神经电生理监测技术术中精准定位脑功能区

尽管功能磁共振技术在功能区的定位有上述优势，但仍有其无可避免的缺点，例如无法纠正继发于手术操作后因重力作用和脑脊液丢失等因素导致的脑组织移位，有研究显示部分脑组织位移可导致1cm左右的定位偏差。目前唤醒麻醉下功能磁共振技术解决了其在临床应用的几个重要问题，但仍存在手术技术复杂、成本高昂、定位步骤烦琐等一系列问题。而由于手术本身是有创的，因此就术中监测而言，功能磁共振技术的无创优势并不明显，从易用性和可靠性而言，术中神经电生理监测仍然是术中脑功能和脊髓功能监测的"金标准"。

神经电生理监测技术目前在临床工作中发展迅速，术中进行神经电生理监测的目的主要包括：①帮助术者定位脑皮质功能区及帮助鉴定不明确的组织。②为术者提供神经电生理监测的即时结果，帮助术者明确正在进行的操作是否会造成神经损伤。③帮助术者鉴别神经受损害的部位、节段，并检查其是否还具有功能。④及时发现由于手术造成的神经损伤，并迅速纠正损伤原因，避免造成永久性的神经损伤。⑤及时发现患者在术中的系统性变化。

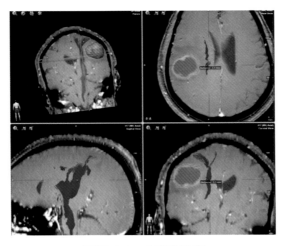

图Ⅲ-3-1　右顶胶质瘤

注：红色勾画区为肿瘤范围，蓝色是锥体束。

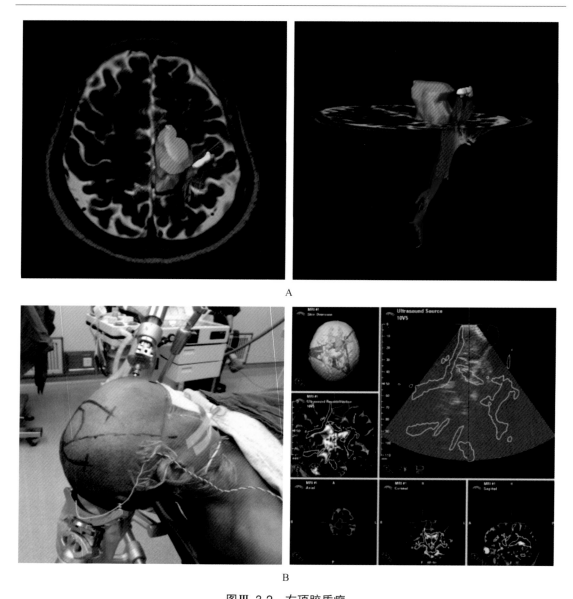

图Ⅲ-3-2　右顶胶质瘤

注：A.肿瘤、锥体束和手脚皮层激活区的三维模型；B.术中应用三维模型联合术中超声指导手术。

　　电生理监测的方法主要有：①脑电图：脑电图检查是将脑细胞的自发放电活动通过放大器放大并描记出来的一种客观记录大脑功能状态的检测方法，术中脑电图可以帮助术者对病灶进行定位，为术者提供更加准确的病灶及保护大脑半球皮层的最佳手术方案，降低术后并发症。②肌电图：肌电图检查可以记录神经肌肉的生物电活动，借以判定神经肌肉所处的功能状态。术中通过对可疑组织进行刺激，观察电生理变化，来判断是否为神经结构，进而明确神经的位置，避免医源性损伤的产生。③脑干听觉诱发电位：脑干听觉诱发电位也称之为听觉脑干反应（ABR），是来源于脑干及耳蜗神经的听觉传导通路。脑干听觉诱发电位主要用于监测听觉通路的功能完整性，适宜监测的手术有听神经瘤、微血管减压术、迷路后前庭神经切断术等。④体感诱发电位，用于监测上行感觉神经传导系统的功能，该方法可在涉及脊髓的手术中通过刺激周围神经并在头皮放置记录电极获得体感诱发电位，以监测特定脊髓阶段和脊神经背根的功能，为术者提供准确的病灶定位及鉴别不明组织，降低术后并发症。⑤运动诱发电位，用于监测脊髓腹侧下行运动神经传导系统的功能，也可用于脑皮层运动区定位及术中运动功能监测等。上述监测方法已经常规用于临床疾病监测，主要包括涉及运动或感觉皮层区的颅脑手术；视神经、视通路和视觉皮层区手术；语言皮层区手术；脑内深部及涉及椎体束手术等。

　　随着神经外科相关技术的不断发展，术前准确定位、术中实时监测等一系列技术手段在神经外科中的应用越来越广泛，通过术前准确定位病灶、术中实时监测，及时、准确地监测到相应的功能变化，可以有效地减少术后功能缺失的风险。这些方法的实施也使得神经外科医师有可能确定哪些操作步骤出现问题，可以在损害没有严重到产生永久性神经功能缺损时改变手术策略和操作步骤。根据患者肿瘤部位及可能的性质，选择合适的术前定位手段和术中监测方法，可以减低患者出现功能缺失的风险，提高患者术后生存周期和生活质量。

术中磁共振技术助力提高脑胶质瘤手术的全切除率

程　伟　牛朝诗

中国科学技术大学附属第一医院

术中磁共振成像技术（intraoperative MRI，iMRI）是指将磁共振设立在手术室内，该手术室内的手术头架、导航器械、麻醉监护等设备均为特殊磁相容材料，我们又称为磁共振复合手术室（图Ⅲ-4-1）。患者在手术前、手术中和手术后均可进行磁共振扫描，同时进行图像的采集和处理，从而达到在实时磁共振导航指导下进行手术。iMRI技术彻底改变了传统神经外科手术中医生依靠主观经验指导手术进程、判断手术结果的状态，使医生更精确的判断有无肿瘤残留。尽管该类手术流程相对复杂、耗时较长，但它的精确度比术中超声高，并且解决了影像漂移的问题，它与神经导航系统的结合

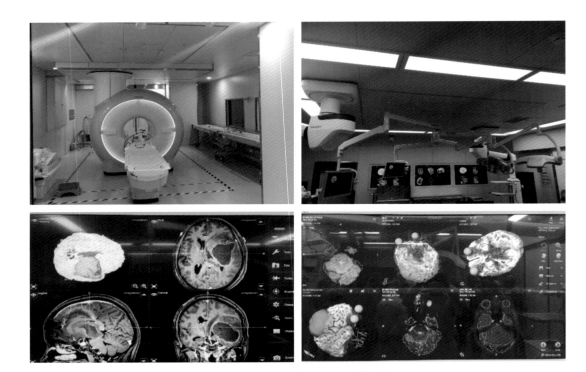

图Ⅲ-4-1　磁共振复合手术室的临床应用

显著提高了手术的精确性与安全性。

　　术中磁共振手术往往与功能性MR导航结合在一起，其相关步骤流程如下：术前肿瘤勾画并制定手术方案（图Ⅲ-4-2）。麻醉满意后，先安装合适的磁兼容头架后导航注册。用专业术中磁共振无菌手术包一次性铺巾后，常规行预定方案开颅手术。术中结合多模态影像导航辅助切除肿瘤（图Ⅲ-4-3）。在预计手术切除满意后，行术中磁共振扫描，包括导航和DTI重建。依据复查磁共振结果决定是否需要进一步手术并再次注册导航，完成手术。

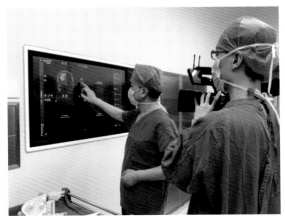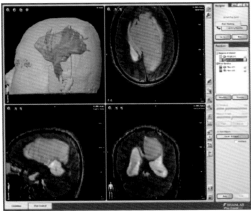

图Ⅲ-4-2　术前肿瘤勾画并制定手术方案

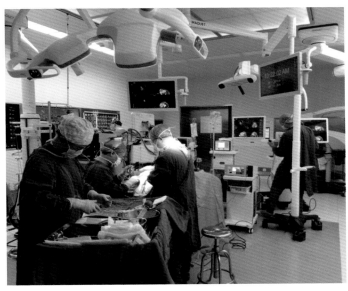

图Ⅲ-4-3　术中结合多模态图像导航辅助切除肿瘤

随着磁共振技术的进步，多模态功能神经导航辅助下的术中磁共振技术已经越来越多地应用于大脑功能区胶质瘤手术。该技术在提高手术全切率、降低术后并发症等方面具有显著优势，最大限度地延长了胶质瘤患者的生存期，提高了患者的生存质量。

脑胶质瘤扩大切除术与患者预后相关性的研究进展

陈立久[1, 2] 颜 伟[1] 张军霞[1] 王协锋[1] 尤永平[1]

1. 南京医科大学第一附属医院神经外科
2. 南京医科大学附属脑科医院神经外科

脑胶质瘤是最常见的原发性中枢神经系统恶性肿瘤，死亡率高、复发率高。目前，手术切除仍是脑胶质瘤最直接最有效的治疗方法，也可有效延长患者的生存期。诸多文献报道胶质瘤扩大切除术对患者生存预后的影响，本文将对脑胶质瘤显微外科手术治疗现状作出论述。

一、概述

脑胶质瘤是指起源于脑神经胶质细胞的肿瘤，是最常见的原发性中枢神经系统肿瘤。世界卫生组织（WHO）将脑胶质瘤分类为Ⅰ～Ⅳ级，Ⅰ级和Ⅱ级是低级别脑胶质瘤，Ⅲ级和Ⅳ级是高级别脑胶质瘤。在全球，脑胶质瘤年发病率为（5～6）/10万人。而中国脑胶质瘤的5年死亡率在所有肿瘤中排名第三。脑胶质瘤的发病机制尚不清楚，其中确定的两个高危因素是：接触高剂量电离辐射和罕见综合征相关的基因遗传突变。

目前，脑胶质瘤患者的症状和体征取决于组织病理学和受累及的解剖区域，包括头痛、语言障碍、认知障碍、癫痫发作和麻痹等。由于其高死亡率和对患者的固有致残作用，恶性脑胶质瘤仍然是一种无法治愈的疾病，总体预后仍然很差，低级别胶质瘤、间变性胶质瘤和胶质母细胞瘤的中位生存时间分别为78.1个月、37.6个月和14.4个月。在过去的几十年中，患者无论采用何种治疗，以上数据都没有显著改善。影响脑胶质瘤患者预后的因素很多，包括年龄、神经功能状态、手术切除程度、分子生物学特性、辅助的放化疗等。

脑胶质瘤的治疗需要神经外科、病理科、放射治疗科和肿瘤科等多学科同协作完成。但是尽管采取了多种治疗手段，脑胶质瘤的复发率几乎仍为100%。迄今为止，手术切除仍是脑胶质瘤最直接最有效的治疗方法，也可有效延长患者的生存期，在国内外众多的回顾性研究中，进一步证实了手术切除程度在脑胶质瘤治疗中的重要性。

二、高级别胶质瘤

手术切除高级别胶质瘤是影响预后的最重要因素，也是放疗、化疗等其他治疗有效的基础。高级别胶质瘤的生长模式是沿着神经纤维束向周围正常脑组织侵犯，除此之外，肿瘤还可以通过脑脊液向脑室系统播散。因为高级别胶质瘤这种弥漫浸润性生长的特性，术后肿瘤残腔周围的肿瘤细胞可在原病灶周围再生长出新的肿瘤，而且，这些复发的肿瘤对治疗的反应性更差，患者的生存期更短。研究表明：肿瘤的全切可以有效延长患者术后肿瘤复发时间和患者的生存期。

在高级别胶质瘤中，基于影像学的胶质母细胞瘤手术切除范围，国内外学者一直在探讨。2011年，Sanai等在加利福尼亚大学旧金山分校统计分析了1997年至2009年500例胶质母细胞瘤患者，结果提示：肿瘤T1增强像切除率≥78%，中位生存期为12.5个月，肿瘤T_1增强像切除率≥90%，中位生存期为13.8个月，肿瘤T_1增强像全切，中位生存期为16.0个月。2014年，Chaichana等也做了类似的研究，发现肿瘤T_1增强像切除率≥95%，中位生存期为16.3个月。上述研究提示肿瘤T_1增强像切除程度越大，患者术后的中位生存期越长。除此之外，Brown等对胶质母细胞瘤手术切除程度与生存预后的Meta分析也显示：胶质母细胞瘤T_1增强像全切可以延长患者的无进展生存期和总体生存期。我们曾在研究中发现，48例胶质母细胞瘤患者共有38例（79%）完成了肿瘤T_1增强全切，中位生存期为16.2个月，相比较未全切的患者（21%）的中位生存时间（8.6个月）显著延长，差异有统计学意义。

如前所述，胶质母细胞瘤具有很高的侵袭性，大多数患者也死于术后原病灶周围的肿瘤复发。近几年，国内外学者在肿瘤T_1增强像全切基础上引入Flair像作为胶质母细胞瘤的手术切除范围。肿瘤T_1增强像以外Flair像异常区域通常是肿瘤细胞浸润所致。在2016年，Li等在得克萨斯大学安德森癌症中心分析了1993年6月至2012年12月间1229例胶质母细胞瘤患者，其中新诊断的胶质母细胞瘤患者117例，发现Flair像手术切除率≥53.21%的患者的中位生存期为23.0个月。2017年，Pessina等也发表了282例胶质母细胞瘤患者的研究报道，认为Flair像手术切除率≥45%的患者，中位生存期可达到24.5个月。2019年，笔者的研究中也探讨了基于T_1增强像全切的Flair像切除率对生存期的影响，结果显示：Flair像手术切除率≥35%的患者术后生存期为19.7个月，手术切除率＜35%的患者术后生存期只有12.4个月，差异有统计学意义。因此，我们认为对于胶质母细胞瘤患者在T_1增强像全切基础上进一步切除部分Flair像，可以有效延长了胶质母细胞瘤患者生存期。

因此，仅仅切除T_1增强像的肿瘤是远远不够的，达不到组织病理学上肿瘤全部切除的目标。鉴于上述研究结果，国外学者Sughrue提出了胶质母细胞瘤扩大切除的概念，即T_1增强像全切加瘤周1cm水肿带。Pessina提出了胶质母细胞瘤超大切除的概念，即T_1增强像全切加Flair像全切。

胶质母细胞瘤扩大切除的理念越来越多地运用在临床中，同时也伴随着争议，早期部分学者认为，胶质母细胞瘤扩大切除会增加神经功能损伤的机会，从而显著影响患者术后生存质量。Li和Sughrue的研究结果都提示胶质母细胞瘤扩大切除对患者术后30天神经功能并发症并无差异。我们研究发现，Flair像切除率≥35%的患者术后1周的KPS评分低于切除率＜35%的患者，差异有统计学意义。Flair像切除率≥35%的患者术后3个月的KPS评分有所回升，与后者比较，差异无统计学意义。

综上所述，肿瘤手术切除程度与预后关系密切，扩大切除高级别胶质瘤可以明显改善患者生存预后。

三、低级别胶质瘤

低级别胶质瘤约占所有胶质瘤的30%，其发病年龄比高级别胶质瘤更年轻，常位于或靠近重要功能区，如运动、语言、视空间和记忆等。

功能区脑胶质瘤是指根据术前磁共振影像显示肿瘤累及感觉运动区（中央前回、运动前区、辅助运动区和感觉区）、语言区（包括优势半球的颞上回后部、颞中回和颞下回后部、额下回后部、额中回后部、缘上回、角回等）、顶叶视空间认知功能和计算功能区、基底节或内囊、丘脑、距状沟视皮质等皮质及皮质下结构。

目前，对于功能区脑胶质瘤患者手术时推荐采用术中唤醒配合术中脑功能定位，新手术辅助技术，尤其是脑功能定位，可以增加患者影像学全切除和次全切除比例，减少术后永久性神经功能障碍可能。手术切除策略：在保留重要功能结构的前提下，选择适当的手术入路尽可能切除病变。目前国际公认的切除安全范围应至少距离阳性刺激区5mm。同时注意保护正常动脉及脑表面重要引流血管。通常先切除非功能区肿瘤，然后逐步推进至重要功能区附近。切除过程持续监测患者功能状态，可疑存在皮层下重要通路，即时进行皮质下电刺激，以确定重要皮质下功能结构并予以保护。切除病变后，可应用术中MRI扫描、术中超声、荧光造影等技术观察病变有无残留。除此之外，我国江涛教授等根据肿瘤的位置对64名患者做了4个分型，结果显示：与累及其他功能区相比，累及或接近内囊后肢的肿瘤比其他部位更容易导致永久性运动障碍，建议采取保守的肿瘤切除策略。对于只能部分切除的功能区低级别胶质瘤，由于脑功能存在重塑机制，部分切除后再次手术时仍可能实现安全地全切。

应用唤醒手术直接皮质及皮质下电刺激技术定位和保护功能区，可显著降低患者术后永久性神经功能障碍的发生率，术后暂时性神经功能障碍多可在3个月内恢复，极大地改善了功能区胶质瘤的手术效果。

弥漫性低级别胶质瘤，强烈建议采用最大范围的安全切除。在低级别胶质瘤，尤其是弥漫性星形细胞瘤的组织学背景中，可能已经出现转化病灶，肿瘤部分切除可能残留这部分高级别病灶。术中使用辅助技术可有效提高肿瘤切除率，同时最大限度地减少新的神经功能缺损的风险，辅助技术包括神经导航系统，术中MRI、超声，除此之外，术中功能监测和荧光染5-氨基乙酰丙酸也正变得越来越流行。在一项对WHOⅡ级脑胶质瘤患者的回顾性研究中发现，提高手术切除范围可以独立延长IDH野生型患者的生存，但不能延长IDH突变患者的生存。因此，IDH突变和1p/19q缺失的弥漫性胶质瘤的手术治疗应考虑到肿瘤的位置和全面的功能保护，通常不建议以功能受损为代价进行全切除。

针对非功能区或邻近功能区的低级别胶质瘤，脑功能定位技术可以识别与关键脑功能有关的皮质和皮质下结构，尤其是语言，使手术切除规模扩大到重要功能结构的临界，以实现低级别胶质瘤最大限度地安全切除，包括影像学全切甚至超范围切除。

四、总结

脑胶质瘤的手术重点是最大限度地切除肿瘤，同时防止术后神经功能障碍及其他并发症的发生。对于高级别胶质瘤，我们认为：手术早期部分患者术后出现神经功能的障碍，可能和扩大切除了更多的脑组织有关。然而，大脑功能具有一定的功能代偿和可塑性，加上患者后期经过一段时间的康复锻炼等治疗，神经功能障碍可以得到一定程度的恢复。因此，在充分考虑神经功能的前提下，胶质母细胞瘤扩大切除不会显著影响患者术后生存质量。而针对低级别胶质瘤，需根据肿瘤的部位、病理分型等因素，可应用多模态神经导航联合术中皮质及皮质下功能定位、术中超声等辅助技术，可进一步提高手术安全性，保护神经功能，以达到最大限度地安全切除。

参 考 文 献

1. Louis DN，Ohgaki H，Wiestler OD，et al．The 2007 WHO classification of tumours of the central nervous system［J］．Acta Neuropathol．2007；114：97-109．

2. Wang X，Chen J X，Zhou Q，et al．Statistical report of central nervous system tumors histologically diagnosed in the sichuan province of china from 2008 to 2013：A west China glioma center report［J］．Annals of surgical oncology．2016；23：946-953．

3. Jiang T，Tang G F，Lin Y，et al．Prevalence estimates for primary brain tumors in China：a multi-center cross-sectional study［J］．Chin Med J（Engl）．2011；124：2578-2583．

4. Yang P，Wang Y，Peng X，et al．Management and survival rates in patients with glioma in China（2004-2010）：a ret ospective study from a single-institution［J］．Journal of neuro-oncology．2013；113：259-266．

5. Stupp R，Mason WP，van den Bent MJ，et al．Radiotherapy plus concomitant and adjuvant temozolomide for glioblastoma［J］．N Engl J Med．2005；352（10）：987-996．

6. Johnson DR，O'Neill BP．Glioblastoma survival in the United States before and during the temozolomide era［J］．J Neurooncol．2012；107（2）：359-364．

7. Pessina F，Navarria P，Cozzi L，et al．Maximize surgical resection beyond contrast-enhancing boundaries in newly diagnosed glioblastoma multiforme：is it useful and safe? A single institution retrospective experience［J］．J Neurooncol．2017；135（1）：129-139．

8. Stupp R，Tonn JC，Brada M，et al．High-grade malignant glioma：ESMO Clinical practice Guidelines for diagnosis，treatment and follow-up［J］．Ann Oncol．2010；21 Suppl 5：v190-193．

9. Olar A，Aldape KD．Using the molecular classification of glioblastoma to inform personalized treatment［J］．The Journal of pathology．2014；232（2）：165-177．

10. Wick W，Hartmann C，Engel C，et al．NOA-04 randomized phase Ⅲ trial of sequential radiochemother-

apy of anaplastic glioma with procarbazine, lomustine, and vincristine or temozolomide [J]. J Clin Oncol. 2009; 27（35）: 5874-5880.

11. Yamaguchi S, Kobayashi H, Terasaka S, et al. The impact of extent of resection and histological subtype on the outcome of adult patients with high-grade gliomas [J]. Jpn J Clin Oncol. 2012; 42（4）: 270-277.

12. McGirt MJ, Chaichana KL, Gathinji M, et al. Independent association of extent of resection with survival in patients with malignant brain astrocytoma [J]. J Neurosurg. 2009; 110（1）: 156-159.

13. Gaspar LE, Fisher BJ, Macdonald DR, et al. Supratentorial malignant glioma: patterns of recurrence and implications for external beam local treatment [J]. International journal of radiation oncology, biology, physics. 1992; 24（1）: 55-57.

14. Klepper LIa. Method of calculating the equivalent tumor dose as a function as to irradiated tumor tissue volume [J]. Med Tekh. 2001; 15（4）: 15-20.

15. Sanai N, Polley MY, McDermott MW, et al. An extent of resection threshold for newly diagnosed glioblastomas [J]. J Neurosurg. 2011; 115（1）: 3-8.

16. Chaichana KL, Cabrera-Aldana EE, Jusue-Torres I, et al. When gross total resection of a glioblastoma is possible, how much resection should be achieved [J]? World Neurosurg. 2014; 82（1-2）: e257-e265.

17. Brown TJ, Brennan MC, Li M, et al. Association of the extent of resection with survival in glioblastoma: a systematic review and meta-analysis [J]. JAMA Oncol. 2016; 2（11）: 1460-1469.

18. 陈立久、颜伟、李文涛、等. 胶质母细胞瘤手术切除程度与患者生存预后的相关性分析 [J]. 国际神经病学神经外科学杂志. 2019; 46（2）: 154-158.

19. Emblem KE, Farrar CT, Gerstner ER, et al. Vessel caliber——a potential MRI biomarker of tumor response in clinical trials [J]. Nat Rev Clin Oncol. 2014; 11（10）: 566-584.

20. Li YM, Suki D, Hess K, et al. The influence of maximum safe resection of glioblastoma on survival in 1229 patients: Can we do better than gross-total resection [J]? J Neurosurg. 2016; 124（4）: 977-988.

21. Pessina F, Navarria P, Cozzi L, et al. Maximize surgical resection beyond contrast-enhancing boundaries in newly diagnosed glioblastoma multiforme: is it useful and safe [J]? A single institution retrospective experience. J Neurooncol. 2017; 135（1）: 129-139.

22. Michael E. Sughrue, Glenn CA, Baker CM, et al. An examination of the role of supramaximal resection of temporal lobe glioblastoma multiforme [J]. World Neurosurg. 2018; 114: e747-e755.

23. Wang X, Wang YY, Jiang T, et al. Direct evidence of the left caudate's role in bilingual control: an intra-operative electrical stimulation study [J]. Neurocase. 2013; 19（5）: 462-469.

24. Hervey-Jumper SL, Li J, Lau D, et al. Awake craniotomy to maximize glioma resection: methods and technical nuances over a 27-year period [J]. J Neurosurg. 2015; 123（2）: 325-339.

25. Magill ST, Han SJ, Li J, et al. Resection of primary motor cortex tumors: feasibility and surgical outcomes [J]. J Neurosurg. 2018; 129（4）: 961-972.

26. Sanai N, Berger MS. Glioma extent of resection and its impact on patient outcome [J]. Neurosurgery. 2008; 62（4）: 753-764.

27. Sanai N, Berger MS. Operative techniques for gliomas and the value of extent of resection [J]. Neurotherapeutics. 2009; 6（3）: 478-486.

28. Zhang Z, Jiang T, Xie J, et al. Surgical strategies for glioma involving language areas [J]. Chin Med J（Engl）. 2008; 121（18）: 1800-1805.

29. Fang S, Li Y, Jiang T, et al. Awake craniotomy for gliomas involving motor-related areas: classification and function recovery [J]. J Neurooncol. 2020; 148（2）: 317-325.

30. Lima GLO，Dezamis E，Corns R，et al. Surgical resection of incidental diffuse gliomas involving eloquent brain areas. Rationale，functional，epileptological and oncological outcomes［J］. Neurochirurgie. 2017；63（3）：250-258.

31. Killela PJ，Reitman ZJ，Jiao Y，et al. TERT promoter mutations occur frequently in gliomas and a subset of tumors derived from cells with low rates of self-renewal［J］. Proc Natl Acad Sci U S A. 2013；110（15）：6021-6026.

32. Killela PJ，Pirozzi CJ，Healy P，et al. Mutations in IDH1，IDH2，and in the TERT promoter define clinically distinct subgroups of adult malignant gliomas［J］. Oncotarget. 2014；5（6）：1515-1525.

33. Jiang T，Nam DH，Ram Z，et al . Clinical practice guidelines for the management of adult diffuse gliomas ［J］. Cancer Lett. 2021；499：60-72.

34. Patel T，Bander E D，Venn R A，et al.，The role of extent of resection in IDH1 wild-type or mutant low-grade gliomas［J］. Neurosurgery. 2018；82：808-814.

35. 周良辅，毛颖，王任直. 中国中枢神经系统胶质瘤诊断与治疗指南（2015）［J］. 中华医学杂志. 2016；96（7）：485-509.

PART Ⅳ

脑胶质瘤相关癫痫诊疗新技术

术前脑电图对胶质瘤相关
癫痫的诊断意义

乔　慧　樊　星

北京市神经外科研究所

　　神经电生理学科历经多年的发展，已经成为当代神经外科的重要组成部分，在脑胶质瘤患者的诊疗过程中也获得了广泛的应用，已经涵盖了脑胶质瘤患者从术前评估到术中监测乃至术后康复的各个阶段。

　　脑电图是当前癫痫诊断的"金标准"，对癫痫的定位、分型和鉴别诊断都有着重要的参考价值，对胶质瘤相关癫痫同样有着重要的诊断指导意义。视频脑电图是目前癫痫术前诊断最可靠的检查方法，相比时长在20分钟左右的门诊脑电图检查，视频脑电图具有以下优点：①在脑电图设备基础上增加了同步视频设备，同步拍摄患者的临床情况，易于观察癫痫发作与脑电图变化间的实时关系，并有助于鉴别非痫性发作。②监测2小时以上一般可以记录到一个较为完整的清醒－睡眠－觉醒的睡眠周期，其阳性率相对较高，接近24小时动态脑电图。③对于术前评估患者，可视癫痫发作频率适当延长监测时间，结合发作期与发作间期脑电图异常放电模式，判断致痫灶大致部位以及与胶质瘤的位置关系。由中国医师协会脑胶质瘤专委会与中国抗癫痫协会联合编写的《成人弥漫性胶质瘤相关癫痫临床诊疗指南》推荐将2小时以上视频脑电图作为胶质瘤相关癫痫患者术前评估的必要检查项目。

　　需要注意的是，术前脑电评估只能通过在头皮上安置电极进行采集，而头皮脑电图本身是存在局限性的。首先，研究发现，由于头皮、颅骨、硬脑膜等解剖结构的电压衰减作用，至少需要20cm^{2}以上的皮质同步活动才能在头皮记录到典型的间期棘波；此外，由于上述解剖结构的容积传导效应，常规脑电图的空间分辨率受到很大限制，往往难以实现癫痫的精确定位，而部分位于脑深部的发作性放电也难以获得有效记录。因此，在胶质瘤相关癫痫患者的术前评估中，应结合患者的临床发作形式、影像学检查等资料，对头皮脑电图进行全面细致的分析，初步明确致痫灶范围，随后通过术中皮层脑电图实现定位。

　　传统脑电诊断主要由神经电生理医师采用定性和半定量的方式根据脑电波型的频率、波幅、调节、调幅等作出结论，具有不可避免的主观性和不准确性。近年来，随着相关硬件改进和软件发展，脑电图诊断也开始向定量化发展。定量脑电可以将脑电波形通过数学方法转化成相关的各种特征值，具有客观、精确等优点，目前已广泛应用于重症监护、癫痫及脑血管病等神经系统疾病的评估。结合大数据分析和人工智能，定量脑电也势必将会在胶质瘤相关癫痫的术前评估中发挥重要的作用。

脑胶质瘤相关癫痫患者的
术中神经电生理监测

乔　慧　尤　好

北京市神经外科研究所

术中神经电生理监测是指应用神经电生理技术手段，在手术中对神经系统功能完整性进行监测，从而指导术中决策的医疗技术。该技术具有不影响手术操作、受麻醉影响小、能够实现手术全程监测、监测指标客观精确等多项优点，已被广泛应用于神经外科各类常见手术。在脑胶质瘤切除术中，常用的术中神经电生理监测技术包括体感诱发电位、运动诱发电位、肌电图、皮层脑电图以及皮质/皮质下直接电刺激等。对于累及功能区的脑胶质瘤，术中监测可以有效定位皮质功能区及皮质下功能结构，明确功能区与肿瘤间的位置关系，实现最大安全切除。其中，唤醒麻醉下直接电刺激是能够在脑胶质瘤切除过程中实现认知和语言功能监测的唯一手段，是功能区定位的"金标准"。

对于胶质瘤相关癫痫患者来说，在切除肿瘤的同时实现对致痫灶的处理，是改善术后癫痫控制的关键。然而，目前包括脑电图在内的术前评估手段难以实现致痫灶的精确定位。而且既往研究表明，一般认为脑肿瘤可以提高瘤周神经元的兴奋性并在肿瘤边缘形成致痫灶，但在相对远离肿瘤的脑组织同样可以观察到异常放电。这可能是很多胶质瘤患者即使实现肿瘤全切，术后仍然会出现癫痫发作的原因。

术中皮层脑电图监测是将电极直接置于大脑皮层表面，以此记录电信号的神经电生理技术。在癫痫外科，术中皮层脑电图监测已常规用于判断致痫灶的部位与范围，从而指导手术切除。在胶质瘤相关癫痫患者的手术中，术中皮层脑电图的应用可以明确致痫灶的部位与范围，并确定致痫灶与胶质瘤的位置关系，使手术医师能够有针对性地对致痫灶进行处理，改善术后癫痫控制率。此外，直接电刺激具有诱发术中癫痫的风险，皮层脑电图监测也可以发现直接电刺激诱发的痫样波，有效预防直接电刺激诱发的术中癫痫。

术中皮质脑电技术在脑胶质瘤
相关癫痫患者手术中的应用

王　磊　　梁宇超

首都医科大学附属北京天坛医院

　　术中皮质脑电技术是一种直接记录大脑表面皮质电位的侵入性电生理技术，最先由 Penfield 和 Jasper 在 20 世纪 30 年代末应用于癫痫外科。该技术通过放置特定的条带或网格电极阵列于大脑表面来记录皮质脑电，通过分析皮质表面的异常放电，可以在术中了解手术区域内发作间期癫痫样放电的分布情况，以指导切除范围。

　　术中皮质脑电在癫痫治疗中具有一定的优势。相比于头皮脑电，它分辨率较高，可记录 1cm^2 范围内的颅内脑电信号，并且避免了头皮和颅骨的电压衰减以及容积传导效应。由于术中皮层脑电可以在全麻下记录，这最大限度地避免了躯体肌电活动对脑电信号的干扰，可以明显提高致痫灶定位的准确性。然而，术中皮质脑电也有一定的局限性。首先，术中皮质脑电仅能记录到一小段时间内，绝大多数为发作间期的脑电活动。此外，麻醉药物对脑电活动的影响也必须在考虑的范围之内。在切除肿瘤后，脑组织的损伤也会对切除后复测皮层脑电的结果产生干扰。这些不足限制了术中皮质脑电技术在临床中的应用。

　　随着对胶质瘤相关癫痫的认识不断深入，术中皮质脑电监测技术逐渐被应用于胶质瘤相关癫痫患者的手术中。但是，术中皮质脑电在胶质瘤相关癫痫患者中的应用价值仍然存在一定的争议。有研究指出，在胶质瘤相关癫痫的患者中应用术中皮质脑电来定位痫样放电脑区并进行处理，可以有效控制术后癫痫的发作。但也有研究表明，胶质瘤相关癫痫的产生机制不同于特发性癫痫，术中皮质脑电的使用与癫痫的控制并无显著关系，相比于单纯切除肿瘤，额外处理痫样放电脑区并不会给患者的癫痫控制带来额外的收益。在临床实践中我们发现，痫样放电大多集中于肿瘤周边，多数瘤周痫样放电的频率及振幅在肿瘤切除后会有明显下降。随着仪器的改进以及采样频率的不断提高，术中皮质脑电的识别以及监测精度也在不断提高，术中 ECoG 监测到的局灶性慢波、棘波以及高频振荡等异常波形成为术者所关注的重点，近几年的研究表明，术中皮质脑电捕捉到的高频振荡，是致痫区的一个重要生物学标记，常出现在发作起源区，对皮质脑电显示高频振荡的脑区进行处理，可以更好实现癫痫的控制。

　　综上所述，脑电技术及其分析方法的进步，提高了术中皮质脑电的检测精度，从而增加了术中识别癫痫灶的能力。这为探究肿瘤相关癫痫的发生机制提供了可靠的技术支持，并为实现术后癫痫控制提供了潜在的科学依据。因此，术中ECoG检测必将成为肿瘤相关癫痫患者诊治过程中必不可少的关键技术。

术中神经导航技术在胶质瘤
相关癫痫治疗中的应用

张　忠　李连旺

首都医科大学附属北京天坛医院

　　胶质瘤相关癫痫的发病率很高，有65%～90%的低级别胶质瘤患者伴有癫痫发作。目前，针对胶质瘤相关癫痫的研究仍然有限，其发病机制并不明确，可能与胶质瘤的浸润性生长、压迫、异常代谢和分泌功能等有关。因癫痫发作的不可预见性和高危性，患者往往需要在手术后长期口服抗癫痫药物，这会显著增加他们的身心和经济负担，影响术后生活质量。

　　既往研究表明，提高手术切除程度可有效改善胶质瘤患者的术后癫痫控制率。然而，即使经手术达到肿瘤全切的患者，仍有可能在术后出现新发癫痫。这可能与我们对全切标准的判定有关，影像学边界是我们目前临床判定肿瘤是否全切的主要依据，而根据文献提示，肿瘤全切后周围大多有肿瘤细胞残存，所以影像学边界的范围要小于肿瘤的组织学边界，残存的肿瘤细胞可能会继续影响周边微环境，产生新的致痫灶。此外，大脑功能极其复杂，盲目地扩大切除将打破切除程度和功能保护的平衡，进而导致严重的神经功能损伤。如何在手术中准确把握脑胶质瘤的影像边界、致痫边界和功能边界，是胶质瘤相关癫痫手术的难题。

　　神经导航技术是神经外科手术中一种重要的辅助技术。基于脑结构、功能影像数据，通过高质量三维重建和高精度配准，可实现肿瘤和脑功能区的可视化定位。神经导航技术不仅可以用于术前进行手术规划，还可在术中确定肿瘤边界和功能区皮层的位置进而指导手术。神经导航受限于术前功能磁共振的采集质量，对功能区的定位可能存在一定偏差，需进一步借助直接电刺激技术，实现脑皮质和皮质下功能区的精确定位，以确认肿瘤的功能边界。在确定了肿瘤的影像边界和功能边界后，另一个需解决的问题就是确定肿瘤的致痫边界。通过皮质脑电图，我们可以将微小的记录电极片直接贴敷于大脑表面，精确定位致痫灶的位置。不管是我们通过直接电刺激确定的功能区，还是通过皮质脑电图定位的致痫灶，在现有导航系统的支持下，我们都可以将它们在导航系统中实时注册并可视化。通过导航显示，判断胶质瘤、功能区以及致痫灶的位置关系，实现在保护患者功能的前提下最大限度地切除肿瘤并处理致痫灶，改善胶质瘤相关癫痫的手术治疗效果。

胶质瘤相关癫痫诊疗进展

游　赣　樊　星

北京市神经外科研究所

脑胶质瘤是最常见的颅内原发恶性肿瘤，约占所有颅内原发恶性肿瘤的81%，也是致痫性最强的脑肿瘤类型之一（另一类是神经元与神经胶质混合性肿瘤）。胶质瘤相关癫痫是指继发于脑胶质瘤的症状性癫痫发作，具有发作普遍、控制困难以及与胶质瘤的复发/进展关联密切的特点，严重影响患者的生活质量。近年来，随着神经外科对患者生活质量的重视程度日益提高，胶质瘤相关癫痫也获得了更多的关注。

胶质瘤相关癫痫的发病机制至今尚不能完全明确，总体来看与多种因素有关，包括肿瘤位置、肿瘤性质、遗传因素、血脑屏障的完整性以及肿瘤周围微环境（神经递质、离子浓度、缺氧）的变化等。低级别和高级别胶质瘤相关癫痫在发病机制上还可能存在区别：一般认为，低级别胶质瘤生长缓慢，会在肿瘤与脑组织之间形成机械性或血管性的分隔，造成局部皮层去神经高敏状态从而形成癫痫灶，而高级别胶质瘤生长速度快，侵袭性强，癫痫活动可能和组织损伤介导的直接物理效应有关。

低级别和高级别胶质瘤相关癫痫在发病机制上的区别造成了两者在流行病学特征上的差异：低级别胶质瘤致痫性相对更强，癫痫发作是其患者最常见的首发症状，还有一部分患者在病程中后期发作，整体癫痫发病率高达65%～90%，而在高级别胶质瘤患者中，癫痫的发病率为40%～64%。此外，肿瘤位于额颞叶、侵及皮层、含少突成分或伴IDH1突变的患者也都是胶质瘤相关癫痫的高危群体。

有必要明确的一点是，胶质瘤相关癫痫的存在并不能反映肿瘤进展的程度；恰恰相反，循证医学证实，伴发癫痫的胶质瘤患者经常规治疗后往往能够获得更长的总生存期。其原因目前尚不明确，有专家认为是由于癫痫症状会使患者及早求诊，而此时肿瘤生长时间相对较短，体积有限，因此能获得更好的治疗效果。也有研究提出这种治疗获益可能源于IDH1突变与胶质瘤相关癫痫的密切关系。同时，胶质瘤相关癫痫与总生存期的这种良性关系进一步放大了它对患者生活质量的影响。首先，癫痫发作本身具有不可预测性，影响患者的心理和功能健康，并可能危及许多日常生活活动；其次，癫痫患者需长期接受抗癫痫药物的治疗，而抗癫痫药物有一定的精神和认知方面的副作用；最后，胶质瘤相关癫痫患者在抗癫痫药物治疗之外，还要接受肿瘤的化疗，两类药物之间可能产生交互，加重药物的毒性作用。因此，推进胶质瘤相关癫痫的规范化诊疗势在必行。

在胶质瘤相关癫痫的诊断上，2019年由国内相关领域专家编写的《成人弥漫性胶质瘤相关癫痫临床诊疗指南》推荐将诊断流程分为3个部分，即胶质瘤的诊断、癫痫的诊断以及两者间相关性的明确。胶质瘤的诊断应做到定位与定性诊断，定位诊断可通过术前影像学检查进行，定性诊断则应依据2016年WHO中枢神经系统肿瘤分类，通过术后组织病理与分子病理学检查实现。在癫痫的诊断上，完整病史是最为重要的环节，而脑电图，特别是视频脑电图则是目前诊断的金标准，可以有效区分癫痫与其他发作性疾病，并对癫痫灶进行大致定位。至于相关性的明确，事实上，癫痫是由胶质瘤直接或间接引发是很难界定的，目前主要还是通过术前辅助检查提示的胶质瘤病灶与癫痫灶的位置是否一致来判断。如果脑电图提示的癫痫灶与影像学提示的肿瘤位置基本一致，可以初步确诊胶质瘤相关癫痫；反之，则表明胶质瘤与癫痫间不存在因果关系，应诊断为癫痫合并胶质瘤，将两者视作相互独立的疾病开展治疗。胶质瘤相关癫痫的诊疗流程图可参见图Ⅳ-5-1（译自《成人弥漫性胶质瘤相关癫痫临床诊疗指南》）。

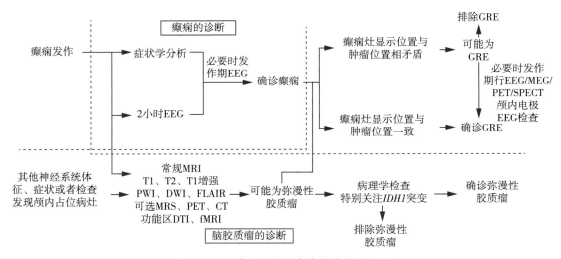

图Ⅳ-5-1　胶质瘤相关癫痫的诊断流程图

注：EEG为脑电图，PWI为灌注成像，DWI为弥散张量成像，FLAIR为磁共振成像液体衰减反转恢复序列成像，MRS为磁共振波谱成像，PET为正电子发射断层显像术，DTI为弥散加权成像，fMRI为功能磁共振成像。

胶质瘤相关癫痫具有较强的耐药性，在未能解决胶质瘤这一原发病变的情况下，很难单独通过药物治疗控制癫痫发作。手术治疗作为胶质瘤首选的治疗方式，遵循最大安全切除原则（即在保护患者神经功能的前提下，尽可能最大限度地切除肿瘤组织）同样有利于胶质瘤相关癫痫的控制。相比手术未能达成肿瘤全切除的患者，达成肿瘤全切除的患者术后癫痫发作的风险明显较低；而切除范围超过T2-FLAIR显示的肿瘤范围的超全切除在术后癫痫控制效果上则要更好。需要明确的是，WHO Ⅰ级的脑胶质瘤尽管致痫性极强，患者常伴发癫痫发作，甚至以癫痫为唯一临床症状，但其恶性程度低，可以通过手术同时达成肿瘤切除和癫痫控制的效果，术后80%以上的患者可达到癫痫无发作。对WHO Ⅱ级以上的弥漫性胶质瘤患者来说，手术并不一定能使其癫痫获得有效控制，综合来看，手术对弥漫性胶质瘤患者癫痫的控制率在70%左右。

药物治疗在患者术后的综合管理中对提升癫痫控制率，保障生活质量至关重要。抗癫痫药物（AEDs）的选择，考虑到胶质瘤患者术后还要接受化疗药物治疗，推荐使用剂型全（如具备静脉、片剂或胶囊、口服液等多种剂型）、使用方便、对其他药物（特别是化疗药物和其他AEDs）的血药浓度无影响或影响较小、不增加或很少增加其他不良反应的药物。推荐使用左乙拉西坦和丙戊酸钠用于胶质瘤相关癫痫的单药治疗；在单药控制效果不佳时，可以考虑两者联用；在其他AEDs治疗失败的情况下，可尝试使用拉考沙胺等药物进行辅助。AEDs的基本应用原则包括：明确首次癫痫发作立即开始治疗、根据发作类型选择药物以及坚持足量、足疗程、个体化治疗等多个方面。

对于胶质瘤相关癫痫患者的AEDs管理，国内国际上并没有形成统一的标准，相反，大量关键问题上还存在争议。比如预防性用药的问题：包括胶质瘤患者在内的神经外科患者在手术后往往需要接受围手术期预防性AEDs治疗。事实上，无论患者术前是否有癫痫发作病史，既往绝大部分临床证据都不支持对幕上肿瘤患者进行术后预防性抗癫痫用药，美国神经病学协会在2000年也提出过不推荐在任何情况下对脑肿瘤患者预防性使用抗癫痫用药的观点。然而，根据国际上对神经外科医师的相关调研来看，这和临床实际情况是相悖的，围手术期预防性AEDs治疗在欧美国家以及韩国等亚洲国家仍被广泛使用，大多数受访医师认为这可以显著降低脑肿瘤患者术后早期癫痫发作的风险。

胶质瘤相关癫痫患者因其癫痫发作风险受到肿瘤状态及抗肿瘤治疗的影响，AEDs的减药和停药过程同样非常复杂。目前专业领域内还存在很大争议，甚至国外有专家建议终生服药。总体来看，需要考虑的因素包括肿瘤性质、术前有无癫痫及病程、术后有无癫痫及癫痫发作次数、肿瘤切除程度以及患者的经济条件、心理情况等。一般认为只有经过包含脑电图检查在内的详细评估，判断肿瘤进展风险较低的患者方可考虑停用抗癫痫药物。因此并不建议患者自主决定减停药物，应及时就医，遵医嘱调整用药方案。

放疗与化疗作为胶质瘤治疗中的重要组成部分，同样具有控制癫痫的效果。既往研究表明，放疗对抑制控制胶质瘤相关癫痫发作有显著作用，且手术后早期开始放疗效果要更好；而无论患者是否接受过手术治疗，PCV与替莫唑胺化疗也都可以有效控制胶质瘤相关癫痫的发作。这里需要注意的两点是：第一，胶质瘤的放化疗方案的制订不受胶质瘤相关癫痫存在与否的影响；第二，尽管有研究提示AEDs可以增加胶质瘤对化疗药物的敏感性，从而延长患者的生存期，但没有必要基于任何控制癫痫之外的目的使用AEDs治疗。

　　总体来看，胶质瘤相关癫痫由于本身具有肿瘤与癫痫的学科交叉属性，过去相关研究相对缺乏，对该疾病的发病机制及诊疗管理等方面还存在大量空白有待探索。随着学科关注度的增加和相关研究的开展，对这一疾病的认识将逐步提升，从而推进患者诊疗管理的规范化和个体化，有效改善患者生活质量，使患者获益。

PART Ⅴ

脑胶质瘤规范化治疗及
多学科诊疗模式推行

脑胶质瘤多学科诊疗的临床实践

杨学军

天津医科大学总医院

中枢神经系统肿瘤的诊断与治疗是神经外科的重点领域，尤以脑胶质瘤相关知识体系最为庞大且更新最快，也最需要基础研究成果的推动。多学科诊疗（multidisciplinary diagnosis and treatment，MDT）模式的必要性在脑胶质瘤的临床实践中得到了最好的诠释。

1952 年，天津医科大学总医院神经外科由赵以成教授领导成立，是首家神经外科专科单位及中国神经外科的发源地，颅脑肿瘤的诊治更是传统优势专业。早在 1980 年代，在薛庆澄教授、杨树源教授和浦佩玉教授的引领下，神经外科设立了脑胶质瘤专业组，并秉承"临床科室和研究所合一"的理念，在天津市神经病学研究所建立了脑肿瘤研究室、神经病理研究室，开展脑胶质瘤的研究工作。几十年来，围绕着脑胶质瘤的临床诊治和基础研究，逐渐形成了由神经外科牵头，神经影像、神经病理、放射治疗、肿瘤内科、神经内科、血液病学和康复医学多学科密切合作的专家群体。作为这一群体的代表，在 2019 年中国脑胶质瘤协作组高峰论坛上，浦佩玉教授、张建宁教授获得中国脑胶质瘤协作组元勋人物奖，杨学军教授获得卓越贡献奖。

2005 年 STUPP 方案在全球推广应用于胶质母细胞瘤的治疗，天津医科大学总医院神经外科作为主要研究者领导了原研药替莫唑胺在中国上市前的 III 期多中心临床试验。在恶性脑胶质瘤的临床诊治中，我们践行全流程化管理，于 2008 年提出"天津医科大学总医院的哲学：恶性脑胶质瘤规范化、个体化和组织化的临床实践"，于 2009 年在《中国神经精神疾病杂志》发表"脑胶质瘤规范化与个体化治疗和临床实践"的述评，并以此为题在 2008 ~ 2009 年多次学术讲座，在国内传播我们的理念。十五年来，我们参与制定了国内脑胶质瘤诊治领域的多个指南或规范，主编、副主编、参编三十多部颅脑肿瘤专业书籍，包括多版本《神经外科学》中的"颅内肿瘤总论"和"神经上皮肿瘤"章节，主持了近十期杂志专刊聚焦于脑肿瘤领域临床诊治及研究的新技术、新规范、新研究的推广。

天津医科大学总医院在国内较早地建立了脑胶质瘤 MDT 团队，整合神经外科、神经影像、PET-CT、神经病理、放射治疗、肿瘤内科、神经内科、血液病学等神经肿瘤相关学科的优势，在脑胶质瘤、脑转移瘤、恶性淋巴瘤和其他颅脑肿瘤诊治领域具有鲜明的专业特色，秉持规范化、个体化、全程化的理念，做到对患者诊断、治疗、随访、康复及缓和关怀的规范化全程化管理。在脑胶质瘤MDT诊疗中，应用多种引导技术和唤醒手术实现脑重要功能区和中线肿瘤的最大限度安全切除、脑深部病灶机器人活检、颅脑肿瘤诊断与鉴别诊断、神经肿瘤病理和分子病理诊断及解读、放射治疗靶区画定和适形调强照射、脑转移瘤的切除及靶向治疗、原发性中枢神经系统淋巴瘤的综合治疗、难治性脑胶质瘤相关癫痫的诊治、放化疗相关血液毒性的治疗、肿瘤电场治疗、神经功能康复等方面为患者持续提供高质量的服务。尤其在近年的临床实践中，我们越来越注意到神经康复对于脑胶质瘤术后患者的重要性，因为脑胶质瘤患者术后大多数存在不同程度的功能和社会心理方面的障碍，日常生活和社会的参与度受到限制，生活质量降低，康复和人文关怀能够使大多数患者获得明显的神经功能改善。在借助脑胶质瘤MDT平台，天津医科大学总医院脑胶质瘤MDT团队还主持、参与国际和国内多个临床试验，目前ACT001治疗复发性胶质母细胞瘤的Ⅱ期临床试验正在纳入患者，国内研发的电场治疗等临床试验即将招募患者。在转化医学领域，承担脑胶质瘤手术引导设备的国家重点研发计划研究，并以临床问题为导向开展脑胶质瘤的前沿基础研究。

作为MDT学组的组长单位，通过中国医师协会脑胶质瘤专委会MDT学组及中国脑胶质瘤协作组的学术平台，近年来一直在努力推动规范、推动MDT开展，参与多项指南规范的制定，并推动指南规范在临床实践中的应用。在MDT团队的建设上，我们深入到各地区各级医院指导和参与MDT团队建设，并组织开展MDT大赛，展示MDT的规范化开展。通过在重大学术场合设立MDT分会场、给予优秀MDT团队褒奖，全面鼓励和推动全国脑胶质瘤MDT建设。我们还希望通过MDT的平台，提倡积极开展具有转化意义的基础研究。这些年来，MDT已经在逐渐在全国普及，并都能够按规律规范化的定期开展活动，而且MDT已经由脑胶质瘤领域发展到其他的恶性脑肿瘤的领域，包括转移瘤、包括恶性淋巴瘤等。

天津医科大学总医院脑胶质瘤MDT专家群体，遵循《中国中枢神经系统胶质瘤诊断和治疗指南》、国家卫健委《脑胶质瘤诊治规范（2018）》等专业指南，按照《胶质瘤多学科诊治（MDT）中国专家共识》建议的模式运行，秉承"传承、创新、严谨、和谐"的精神，在脑胶质瘤基础研究和临床诊治两个层面积于跬步、蓄势超越，为促进我国的脑胶质瘤事业走向世界前列拼搏进取、努力奉献。天津医科大学总医院脑胶质瘤MDT团队将倾心打造成脑胶质瘤临床诊治质量控制与医学服务的典范。

基于神经外科创新研发的
脑胶质瘤综合治疗模式探索

陈　凌[1]　刘嘉霖[1]　卢　健[2]　赵振宇[3]　鲁　通[4]　王建辰[5]　陈迪康[2]
朱东杰[6]　孙国臣[1]　王　健[1]　李　泽[1]　吴　浩[1]　刘鸿宇[1]　刘羽阳[1]
惠　瑞[1]　张治中[1]　杨　霖[1]　贾牧原[1]

1.解放军总医院　　2.湖南安泰康成生物科技有限公司
3.南部战区总医院　　4.北京维卓致远医疗科技发展有限责任公司
5.深圳市精锋医疗科技有限公司　　6.飞依诺科技（苏州）有限公司

近年来，业内同人在胶质瘤的研究及治疗领域取得了进步，尤其对于肿瘤生物学特性有了更为清晰的认知，一系列与胶质瘤发生、进展、复发相关的基因、蛋白等得到了鉴定和深入研究，并将分子分型的理念引入胶质瘤病理诊断。各种相关临床试验也在积极开展之中。然而，胶质瘤预后不佳的现实目前仍未得到实质性的改善，高复发率和低生存率仍是困扰临床治疗的难题，疗效处于瓶颈期，需要我们不断创新探索，以手术治疗为基础，以后期综合治疗为重要助力，通过在手术治疗和综合治疗两个领域不断创新发展，"积跬步而致千里"，持续推动胶质瘤治疗效果的不断提升，最终实现长期控制该疾病进展的目标。近年来，在脑胶质瘤专业委员会及专家们的支持与鼓励下，我们在该领域牵头联合医、产、学、研等多家单位进行多方位技术探索与创新，争取在某些领域、某些方面实现综合技术研发应用领域的"弯道超车"。

合作的单位包括北京维卓致远医疗科技发展有限责任公司、深圳市精锋医疗科技有限公司、湖南安泰康成生物科技有限公司，首都医科大学附属北京天坛医院、中南大学湘雅医院、复旦大学附属华山医院、中国医科大学附属第一医院、郑州大学第一附属医院等多省市三甲级医疗单位，共同开展脑胶质瘤创新治疗模式及技术探索、临床试验等工作。

一、开展精准手术多模态优化及清醒麻醉下功能区手术，实现肿瘤最大限度安全切除

进入21世纪以来，个体化精准医疗不断被推向深入。在神经外科领域，手术模式的与时俱进也越发得到体现。2010年，解放军总医院提出了精准神经外科理念，我们将这一理念不断细化、完善后，推广到精准影像评估诊断、精准辅助手术技术及优化应用、精准医学研究等方面，不断提升精准手术治疗水平，推动了学科发展进步。

精准影像评估诊断是指联合CT、MRI，结合波谱、灌注成像以及PET-蛋氨酸等特殊物质代谢评估等手段，在术前多方位、多维度确定肿瘤性质、范围，术前依据DTI、DSI对纤维束重建、BOLD功能区定位，合理规划手术入路，以求实现最大限度安全切除肿瘤的目标。精准辅助手术技术是指应用多种技术手段保证手术的精准性，提升手术效果，包括利用术中磁共振复合手术间，以及包含DSA造影机的神经外科复合手术室、应用常规神经导航、混合现实神经导航系统实现术前术中定位、应用术中电生理监测为肿瘤切除进行保驾护航，实现安全手术。精准医学研究技术还包括搭建神经外科脑胶质瘤样本库，所有胶质瘤患者血液及组织标本均采集入库，为下一步深入研究及分析、数据储存提供高水平的物质条件基础；不断深入实现更为精准的胶质瘤分子病理诊断，细化病理分型，更好指导临床治疗和预后评估。随着大数据时代的来临，单一研究单位的数据已无法满足统计需要，诸多联合体系共享海量数据，结合AI深度学习，通过精准研究，数据整合，数据共享，最终实现传统医学模式向精准医学模式转变。

在精准神经外科理念的指引下，清醒麻醉功能区手术颇能体现该领域的医学进步。清醒麻醉功能区手术可实现肿瘤最大限度安全切除，通过精确可靠的个体化功能区定位，神经外科医生可以在监测和保护患者重要功能的情况下最大限度切除病灶，有效避免术后永久性神经功能损伤发生，显著提高患者术后生存质量。多部位肿瘤可考虑施行清醒麻醉功能区手术：如中央区（初级感觉区和初级运动区）、辅助运动区、扣带回、顶叶（右侧半侧忽略中枢）、岛叶、优势半球的额下回后部，以及可能涉及锥体束、视放射以及语言相关环路的区域（弓状束、下枕额束、扣带下束、上纵束的外侧部分和额顶语言环路）。我们团队在对功能区胶质瘤患者手术治疗中，已摸索出一整套行之有效、安全可靠的手术流程（图 V-2-1，图 V-2-2），通过多模态优化辅助定位、术中监测技术的应用，达到肿瘤最大限度安全切除，取得了良好的效果。

二、混合现实神经导航系统的研发与初步应用

随着精准神经外科理念在实践中的应用推广，导航定位技术在神经外科手术中应用日益广泛。手术中，术者对解剖关系的理解，需要先在脑海中将导航图像转化成手术场景下的患者解剖信息，这个重建过程需要术者具备丰富的解剖知识、手术经验及空间转化能力。

混合现实（mixed reality，MR）技术可以将重建的虚拟信息整合在现实场景中，呈现出直观的可视化环境，为使用者建立现实世界、虚拟世界之间交互反馈的信息体验。该技术在神经外科中应用时，既可直观可视化呈现出全息的患者影像（"透明脑"），又可通过不同视角观察图像，为医生提供更多病变细节和周围结构信息，减少了对于手术经验以及空间重建能力的依赖。

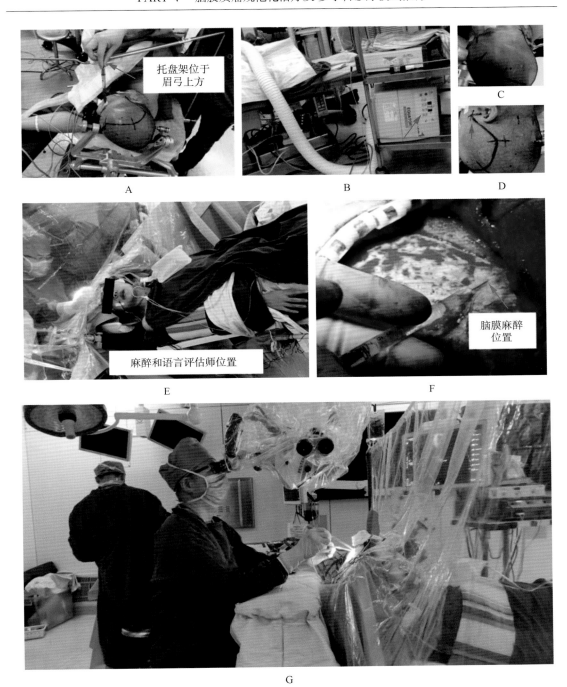

A　　　　　　　　　　B　　　　　　　　　C

D

托盘架位于
眉弓上方

麻醉和语言评估师位置

脑膜麻醉
位置

E　　　　　　　　　　　　　　　　　　F

G

图Ⅴ-2-1　清醒麻醉功能区手术的体位、切口及术中神经功能监测

注：A.患者体位通常为仰卧或头侧位，托盘架通常平齐眉弓水平（红色箭头所示）；B.为避免唤醒过程中寒战，推荐使用保温毯，剪头所示为术中保温毯温度；C和D.头皮神经阻滞部位，C图中剪头所示为右侧眶上神经，D图中剪头所指由前到后分别是耳颞神经、枕小神经和枕大神经；E.图显示唤醒手术铺巾，透明隔离巾将手术无菌区和术中观察区隔离；F.脑膜用2%利多卡因棉片浸润麻醉后，用1ml注射器在脑膜中动脉附近两层脑膜之间注射少量2%利多卡因（红色箭头），加强脑膜麻醉效果；G.术中皮层电刺激过程中，借助使用透明薄膜，手术医师可方便地观察到患者的状态和刺激时呈现的任务并实时交流。

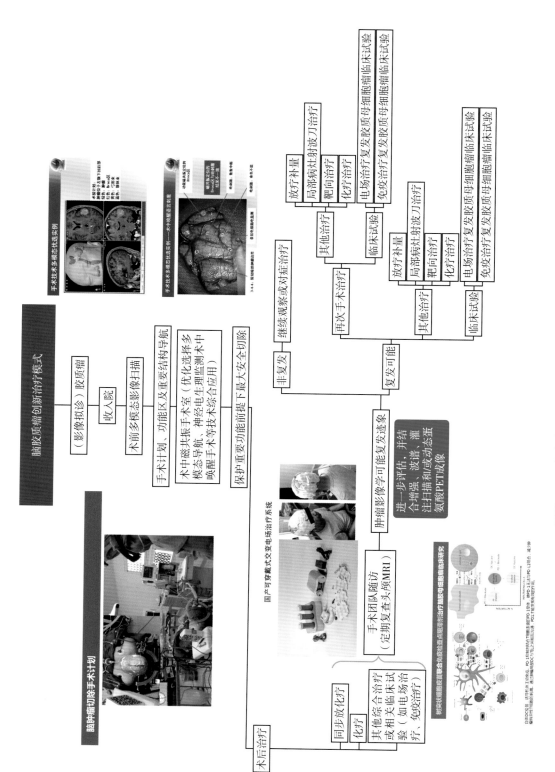

图 V-2-2　脑胶质瘤创新诊疗模式及工作流程图

　　本团队与北京维卓致远科技发展有限公司合作，基于维卓致远在该领域十余年的研发经验，针对神经外科对脑立体结构理解与显示的需求，术中导航引导指示的需要，在国际上率先将基于HoloLens的混合现实多模态神经导航系统应用于神经外科脑肿瘤切除手术，获得1∶1"透明脑"的精准匹配显示（图Ⅴ-2-3，图Ⅴ-2-4），并可随视角

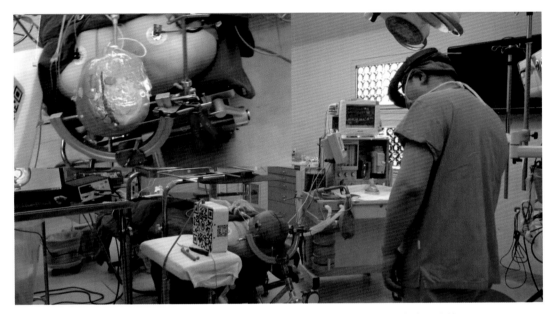

图Ⅴ-2-3　应用MR神经导航系统术前定位肿瘤及周边血管神经结构

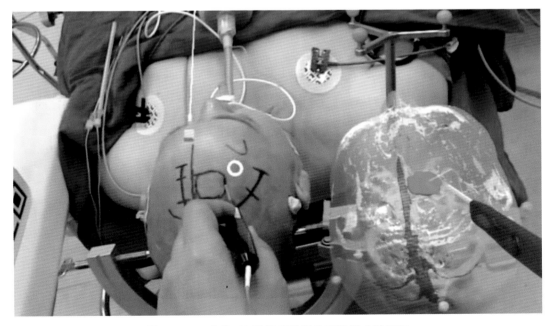

图Ⅴ-2-4　术前MR导航系统辅助下设计皮肤切口

变化显示相关路径结构，将导航定位技术与混合现实技术有机融合为一体，极大提高了术中的辅助作用，是精准神经外科理念不断发展进步的生动体现。

术前将患者MRI、CT等影像资料高清重建，构建患者个体化全息三维多模态解剖影像，通过自带导航注册系统，将成像混合叠加到患者头部及现实手术环境，实现数字化匹配。在前期工作中，应用德国博医来（brainlab）导航系统进行一致性对照验证，结果显示混合现实多模态导航系统的定位精度匹配率达到100%。本导航系统，既能实现患者头部原位叠加透明三维显示，又能将三维图像任意拉动置放于头旁任何便于观察的位置，并同步引导显示导航注册器械在实体中的追踪位置，真正实现了混合现实精确配准定位多模态导航系统在神经外科手术中的个体化应用。

神经外科手术中对病变精确的定位及显露至关重要。本团队通过混合现实交互技术与手术导航定位技术相融合而研发出神经外科混合现实导航系统产品，实现患者全息影像和手术现实的精准匹配与实时互动，改变了之前神经外科中虚拟现实、增强现实及混合现实技术只停留在术前教学、虚拟模拟的现状，成功完成了国产自主研发混合现实神经导航系统首例辅助神经外科肿瘤切除术，使其走向临床实际应用，并将进一步推动神经外科混合现实多模态手术导航系统的应用转化和上市推广。应用MR多模态神经导航系统进行病变定位和个体化切口和骨瓣设计，并在术前及术中对手术区域及周围重要结构进行跟踪显示，适应了神经外科复杂手术的要求，给予术者及学习者完整的立体解剖概念，是神经系统多模态导航的发展方向（图Ⅴ-2-5）。

MR多模态神经导航系统可以直观全面呈现病变及周围解剖立体关系，将患者影像数据、手术方案、同步验证等因素同时精准配准融合并呈现在手术空间和/或手术区域旁空间，实时跟踪手术操作，开创了神经外科导航的新时代。

本团队参加编写了国际上首部《医学混合现实》著作（2018年5月出版），其中介

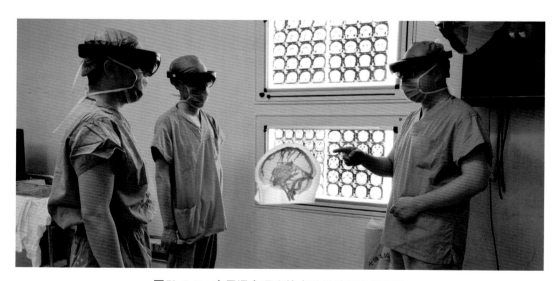

图Ⅴ-2-5　应用混合现实技术进行神经外科教学

绍了混合现实神经导航技术在神经外科的应用现状和前景。同时，本团队成为新成立的中国云体系产业创新联盟医学人工智能专家委员会核心成员。

三、基于GBM树突状细胞疫苗的联合细胞免疫治疗探索和临床试验实践

近几年来，恶性肿瘤的免疫治疗再次兴起。本团队基于树突状细胞（dendritic cell，DC）疫苗展开了临床和基础研究，探索脑胶质母细胞瘤的新型免疫治疗方法，获得可喜结果，并启动国内首个DC疫苗联合PD-1抗体治疗GBM的联合细胞免疫治疗一期临床试验。基于前期的基础实验、动物实验，本团队探索了DC疫苗治疗GBM的作用，应用肿瘤外泌体、特殊佐剂刺激DC，利用iNKT作为细胞佐剂促进DC成熟，进而获取肿瘤抗原特异性T细胞，最终取得控制肿瘤生长的效果（图Ⅴ-2-6）。该研究结果已发表于 *Cancer Letters* 杂志上。随后，我们设计并启动了一期临床试验。

DC疫苗联合免疫检查点阻滞剂治疗脑胶质母细胞瘤的临床研究，已完成中国临床试验注册中心的审核和注册。我们的联合免疫疗法，重点作用于免疫循环的三个关键节点，起到联合免疫治疗的作用。具体原理为：利用负载自体肿瘤抗原的DC细胞疫苗诱导机体主动免疫，使肿瘤特异性淋巴细胞扩增，同时联合免疫检查点阻滞剂PD-1抗体减少活化淋巴细胞的耗竭，间接增强抗肿瘤免疫作用，而达到消灭肿瘤细胞目的。临床试验方案通过中位生存期、影像学检测、免疫状态评估和毒副反应等指标评估方案安全性，初步评价方案有效性。该方案已获伦理委员会通过，属于探索性、前瞻性研究，可以为未来开展多中心、大样本的临床试验积累证据。目前已实施了两例患者的治疗试验。其中一例为历经3次手术的复发胶质母细胞瘤患者。在进入我们的联合免疫治疗试验后，肿瘤生长得到显著控制（图Ⅴ-2-7）。另一例是术后很快出现复发的GBM患者。在进行了联合治疗后，病变进展得到显著控制，无进展生存期达到8个月，疗效显著（综合文献报道，复发GBM无进展生存期2～5个月，中位数3.5个月；总生存期6～10个月，中位数8.35个月）。目前我们正在不断入组病例，积累临床试验数据。同时，我们在国内较早建立了针对肿瘤免疫治疗的临床免疫功能评价体系，包括淋巴细胞亚群指标的检测评估以及外周血中27种细胞因子的检测和评估，建立了完善的肿瘤细胞免疫治疗GMP平台，并不断开发创新免疫治疗相关技术。

四、国产肿瘤电场治疗仪的研发及临床试验

电场疗法是继手术及放、化疗之后，又一种创新型肿瘤治疗方法。2011年被美国FDA批准用于治疗复发胶质母细胞瘤，2015年被批准用于新诊断胶质母细胞瘤。2016～2020年均被美国中枢神经系统肿瘤NCCN指南列为推荐疗法。然而，电场疗法目前主要采用Novocure公司的Optune设备，治疗费用昂贵，尚无国产化产品问世，亟须大力推进国产化肿瘤电场治疗设备的研发。本团队联合首都医科大学附属北京天坛医院、中南大学湘雅医院、中国医科大学附属第一医院、湖南安泰康成生物科技有限公司等单位及高校科研院所，在国内率先开展肿瘤电场治疗设备研发及一系列相关

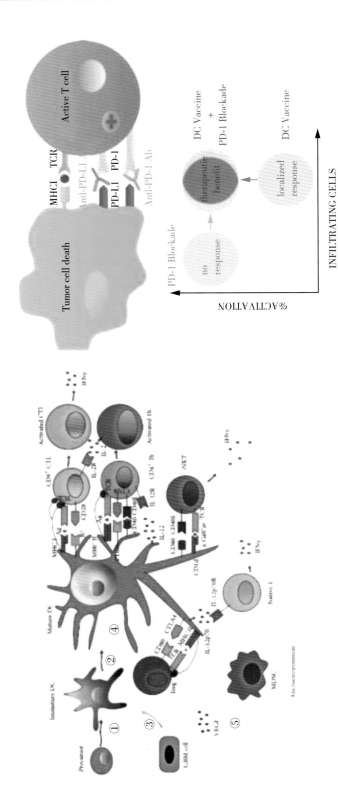

图 V -2-6　联合细胞免疫治疗机制的示意图

注：自体DC疫苗，诱导机体主动免疫。PD-1抑制剂结合T细胞表面的PD-1受体，使PD-1无法与PD-L1结合，减少肿瘤特异性T细胞的耗竭。通过肿瘤局部DC与TIL之间相互沟通，PD1才能发挥有效的作用。

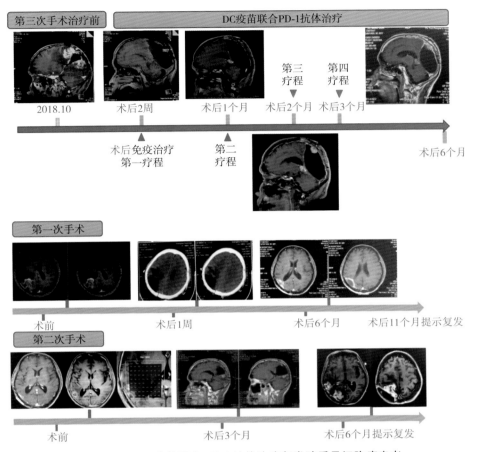

图 V -2-7　DC疫苗联合PD-1抗体治疗复发胶质母细胞瘤患者

研究，取得了积极进展。联合研发的国产肿瘤电场治疗仪已获得中检院型式检测报告，动物实验验证了设备的安全性和有效性。该电场治疗设备可有效控制原位荷瘤大鼠颅内胶质瘤的生长，显著延长大鼠生存时间，对肝肾功能及血液系统无明显毒性作用，部分大鼠头部皮肤出现轻微接触性皮炎，经外用类固醇类软膏可有效缓解。团队申请了肿瘤电场治疗仪治疗复发胶质母细胞瘤的小样本临床研究和新诊断脑胶质母细胞瘤的前瞻性、单中心、单臂探索性临床研究，评价肿瘤电场治疗仪治疗复发及新诊断胶质母细胞瘤的初步安全性、耐受性和临床效果（图 V -2-8）。小样本临床试验已入组完毕，最早入组患者已观察6个月，安全性及有效性良好。

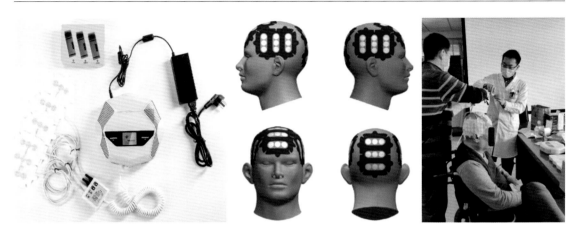

图 V -2-8　国产肿瘤电场治疗仪治疗胶质母细胞瘤患者

五、合作研发整合混合现实导航系统的国产柔性单孔智能显微神经外科手术机器人

智能交互机器人辅助手术是外科技术发展的趋势，更是我国"十三五"医疗器械创新专项规划中对先进治疗类重大产品研发的要求。随着目前5G技术、软体机器人技术逐步成熟，使外科医生近、远程操作成为可能，让远在基层、偏僻地区的患者，能够同样及时地接受专家组（术者）的救护治疗，弥补基层远程单位基地医疗能力不足问题成为可能，使患者得到及时救治和提升医疗质量。针对颅脑外科手术目标区域空间相对狭窄、周围神经及血管组织密布且柔脆易损、对手术精度的较高等要求，现有手术器械自由度少、医生操作灵活度受限、需要大型手术显微镜辅助等显微手术的核心问题突出。几年来，内镜技术发展突飞猛进，内镜的抵近观察、立体视觉显示优点突出，如能兼具多支小型柔性机械手辅助，则有望实现较小空间的显微手术，同时，联合混合现实导航系统整合显示，术者在外视显示下，实施主从操作或遥操作，具有诸多优势。在该理念指导下，团队联合深圳市精锋医疗科技有限公司研发可基于远程5G环境下的混合现实导航国产柔性单孔智能显微手术机器人，以实现在狭窄空间内完成手术机器人精准显微手术操作、人机交互决策与安全控制，突破结构紧凑多自由度手术器械、微型传感器等核心部件制造瓶颈。在5G网络信息传输环境下，零延迟远程操控神经外科显微手术治疗，实现高端技术诊治拓展。

目前这项研发已经完成设备定型，正在权威部门进行相关设备检测。美国只有刚上市的达芬奇单孔机器人具备部分相关功能，但缺乏混合现实导航系统的整合和神经外科应用需求的装备。我们这项研发工作，有可能实现该领域的弯道超车。

将混合现实导航系统与柔性单孔机器人系统有机整合，实现手术状态下的外视可视化3D显微操作。主从操作精细度达到理想程度，在实验室研究中，完成了剥生鹌鹑蛋、缝生蛋膜等精细显微操作，完全可以实现对脆弱组织的精准显微操作（图V-2-9）。应用本手术机器人系统完成了10例藏猪肾安全切除动物实验，无并发症和术后死亡情况（图V-2-10）。应用本手术机器人系统对兔动物模型进行气管吻合术临床前研究，对比机器人组9例、传统胸腔镜组9例以及开放手术器械组9例。本产品运行正常，在整个过程中没有出现任何技术问题或困难（图V-2-11）。以及将本显微手术机器人应用于在动物脑神经系统解剖操作试验（图V-2-12）。

实现显微手术3D外视可视化突破

实现手术状态下的可视化导航操作

混合现实导航系统 ✚ 神经外科柔性单孔智能辅助显微手术机器人

（立体内镜3D成像及外视系统+照明系统）

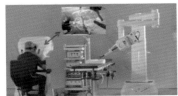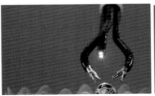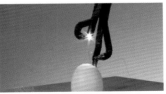

图V-2-9 混合现实导航柔性单孔机器人系统示意图

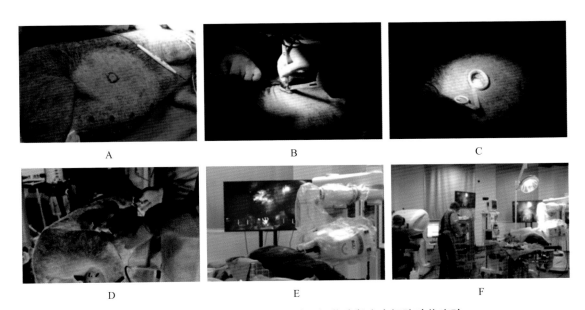

图V-2-10 柔性单孔机器人系统进行藏猪肾安全切除动物实验

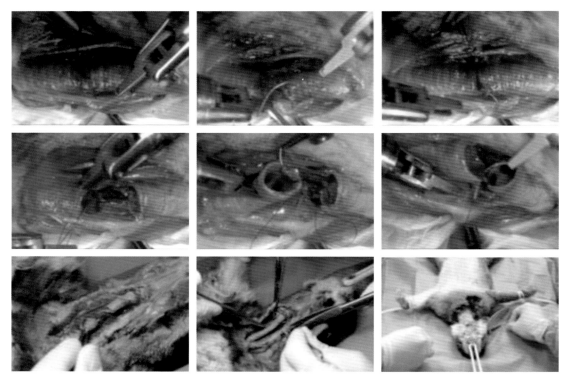

图 **V** -2-11　柔性单孔机器人系统进行兔气管吻合术

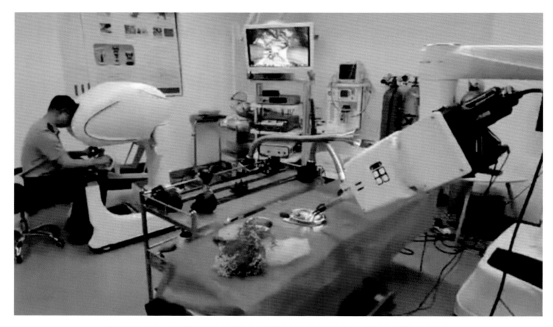

图 **V** -2-12　柔性单孔机器人系统进行兔脑神经系统解剖操作试验

六、利用超声技术开放血脑屏障的初步研究

血脑屏障（blood brain barrier，BBB）在调控脑组织和循环系统之间的物质交换中发挥着重要作用。其结构为多种闭合蛋白、细胞连接黏附分子辅助的特化内皮细胞形成的紧密连接，这种结构可以阻止分子量大于400Da的物质进入脑内，从而维持了脑内环境的稳定。同时，BBB通过可控的运输通道确保必要的分子能够进出脑内，维持大脑正常的生理功能。人体的这一生理结构为中枢神经系统疾病的治疗药物进出大脑增加了一道难以逾越的屏障。因此，探索适当的开放BBB的技术手段成为神经外科领域重要的研究内容。

已有研究表明，低压脉冲模式超声聚焦联合微泡使用能够一过性改变BBB的通透性，提高多种治疗性药物进入脑内的能力，这一技术具有治疗中枢神经系统疾病的巨大潜力，目前已开展了多项临床前研究，包括缺血再灌注损伤中神经保护性药物的投递、治疗阿尔茨海默病的抗体药物递送、亨廷顿病和帕金森病基因治疗药物的给予及脑肿瘤化疗药物的使用。循环微泡在超声聚焦开放BBB中发挥了重要的辅助作用（图Ⅴ-2-13），FDA已批准了多种可用于临床的诊断性微泡产品，包括OptisonTM（GE Healthcare，WI，USA）、Definity®（Lantheus Medical Imaging，MA，USA）和SonoVue®（Bracco，Milano，Italy）。这些商品化的微泡直径大于2μm，作用时间只有5～10分钟，其组成、浓度、半衰期和流体动力特征各不相同，而且目前对超声聚焦联合微泡引起

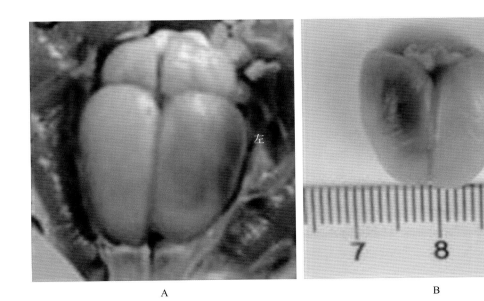

A　　　　　　　　　　　　　　　　B

图Ⅴ-2-13　超声开放大鼠血脑屏障实验

注：A.超声聚焦处理后大鼠左侧脑部血脑屏障开放，伊文思蓝染料可透过血脑屏障，右侧脑部为对照；B.另一只大鼠脑部经超声聚焦处理、伊文思蓝染色后，证实血脑屏障开放，左侧脑部为对照。

的 BBB 通透性的改变机制尚不明了，因此探索超声聚焦联合微泡使用引起 BBB 开放的机制具有重要意义，可以为研制更加适用的临床药物投递微泡系统提供依据。本团队目前已开展相关动物实验研究，探索超声聚焦装置联合微泡使用开放 BBB 的具体机制和临床应用模式，为进一步提升神经肿瘤药物及免疫治疗效果开拓新的途径。

肿瘤电场治疗仪国产化创新
研发及初步应用

陈　凌[1]　邱晓光[2]　刘志雄[3]　吴安华[4]　卢　健[5]　刘嘉霖[1]　姚正喜[5]
常九生[5]　陈迪康[5]　吴　浩[6]　周　单[5]　罗承科[3]　王知非[6]　杨　霖[1]
王　健[1]　刘鸿宇[1]　李　泽[1]　孙国臣[1]　贾牧原[1]　郑晓缺[1]

1. 解放军总医院　 2. 首都医科大学附属天坛医院
3. 中南大学附属湘雅医院　 4. 中国医科大学附属第一医院
5. 湖南安泰康成生物科技有限公司　 6. 中南大学附属湘雅第三医院

一、电场治疗的国际现况

电场治疗是近年来新兴的肿瘤无创物理治疗手段，它通过体外贴敷式电极片，向体内病灶传递中频（100～300kHz）、低场强（1～3V/cm）的交变电场，破坏处于快速分裂状态的肿瘤细胞，是一种便携、有效、低副反应的新型治疗方式。美国国家综合癌症网络中枢神经系统肿瘤指南自2013年起推荐电场治疗用于复发胶质母细胞瘤，2016起推荐电场联合替莫唑胺化疗用于新诊断胶质母细胞瘤的一线治疗。我国2015版《中国中枢神经系统胶质瘤诊断与治疗指南》首次收录了电场治疗。2018版《胶质瘤诊疗规范》也推荐胶质母细胞瘤患者使用电场治疗，该规范指出，电场疗法可应用于成年、KPS≥60、MGMT启动子甲基化或非甲基化的新诊断胶质母细胞瘤患者，其中年龄≤70岁的患者若接受标准同步放化疗，后续推荐首选替莫唑胺联合电场治疗；年龄＞70岁的患者（KPS≥60）无论接受大分割同步放化疗还是常规同步放化疗，其后续替莫唑胺辅助化疗期间均可联合电场治疗。对于复发性胶质母细胞瘤，无论是弥漫、多发、局部可切除或不可切除，均可考虑电场治疗。

新诊断胶质母细胞瘤患者的传统标准治疗包括手术、同步放化疗以及辅助化疗三个阶段，尽管经过这些综合治疗，其生存时间仍较短，近几十年来各种新药探索的收效也非常有限。2015年国外同类电场治疗产品Optune被美国FDA批准应用于新诊断胶质母细胞瘤。其相应的Ⅲ期临床试验EF-14发现，与"单独替莫唑胺"相比，"电场＋替莫唑胺"联合治疗延长了患者中位OS近5个月，将两年生存率延长了12%，将五年生存率延长至双倍以上。两组的中位OS分别是20.9个月和16.0个月（HR 0.63；$P < 0.001$），中位PFS分别为6.7个月和4.0个月（HR 0.63；$P < 0.001$）。亚组分析发现，对于本身预后较好的一部分患者（MGMTp甲基化分型）而言，电场带来的获益则更加显著：电场联合化疗的OS高达31.6个月，比单用化疗的21.2个月提高了10.4个月。此外，对于亚洲患者（韩国患者），电场联合替莫唑胺对比单用替莫唑胺，可显著延长OS（27.2个月 vs 15.2个月；HR 0.27，$P = 0.01$），未延长PFS（6.2个月 vs 4.2个月；$P = 0.67$）。EF-14事后分析指出，如果电场治疗时间足够长，疗效将有更大幅度提高。每天使用 > 22小时的患者，OS达24.9个月，比单用化疗药的16.0个月提高了8.9个月，其五年生存率竟高达29.3%，远远高于单用化疗的4.5%。

复发胶质母细胞瘤患者生存期一般只有6个月，病灶一旦复发，尚无标准的有效方案，除了使用二线药物，患者只能进入临床试验。2011年美国FDA基于多中心研究EF-11批准了电场治疗应用于复发GBM。该研究表明，复发GBM患者单用电场治疗非劣于各种最优化疗方案，电场治疗组与化疗组的中位OS分别为6.6个月和6.0个月（HR = 0.86；$P = 0.27$），中位PFS分别为2.2个月和2.1个月（HR = 0.81；$P = 0.16$）。而电场治疗无化疗所致的全身系统副作用、还可提高认知功能，因此成为复发患者选择的理由。根据美国临床实践经验，复发后越早使用电场治疗越好，如果在第一次复发时即开始电场治疗，患者的OS可达到20个月，远远高出一般值。

最近，第四届中国脑胶质瘤学术大会公布了一项肿瘤电场治疗仪（Optune）治疗中国GBM患者的前瞻性、单臂观察性研究结果：新诊断患者的中位无进展生存期为6.4个月，中位OS未达到；复发患者的中位PFS为4.5个月，中位OS为8.6个月。不良反应主要是轻–中度皮肤刺激。该研究为我国患者使用电场治疗提供了更多的循证医学证据。

此外，国外针对卵巢癌、胰腺癌、非小细胞肺癌的肿瘤电场治疗已完成Ⅱ期临床研究，结果显示该治疗安全可靠，生存期均可延长一倍或以上。2019年5月，美国FDA基于单臂Ⅱ期试验批准了美国同类产品用于治疗一种罕见病：恶性胸膜间皮瘤。因此电场治疗在多瘤种的应用上也体现了临床应用前景。

二、电场治疗的基本原理

传统的肿瘤治疗手段主要是手术、化疗及放疗。化疗的作用靶点主要在DNA，通过药物作用引起DNA错配修复障碍、DNA链交联或断裂等，导致细胞死亡，放疗则是利用电离辐射粒子破坏DNA进而损伤细胞。然而，传统手段对肿瘤的治疗效果仍非常有限，且对正常细胞的损伤明显。

肿瘤电场治疗，是利用中频（100 ~ 300kHz）、低场强（1 ~ 3V/cm）交变电场，牵拉肿瘤细胞内的极性分子，造成肿瘤细胞有丝分裂障碍，最终破坏快速分裂的肿瘤细胞。正常细胞由于分裂较慢基本不受电场所干扰。

从细胞层面，电场主要作用于肿瘤细胞分裂的两个时期：

1. 有丝分裂中期结束并进入后期时，细胞内形成均匀的交流电场，极性微管受电场牵拉，引起纺锤体功能障碍（图 V -3-1A）。

2. 有丝分裂后末期形成两个亚子细胞，亚子细胞以"卵裂沟（cell cleavage furrow，CCF）"相连，形成"亚子细胞－卵裂沟－亚子细胞"结构，电场线在此结构经过时，呈现两极疏、中间密的分布情况，形成非均匀的交流电场。此时电场引导胞内极性分子向卵裂沟电泳聚集，该处细胞膜压力升高，最终引起细胞起泡、破裂（图 V -3-1B）。当电场方向与细胞分裂长轴方向一致时，这种"牵拉"效应最显著，干预效果最佳。

三、电场治疗系统的国产化创新研发与探索

目前临床上的肿瘤电场治疗装置主要采用美国Novocure公司的Optune设备。由于治疗费用高、该治疗在国内尚处于推广早期等原因，我国大部分患者仍未获得该新型有效的治疗方式，治疗状态未与国际同步。有鉴于此，近年来，中国人民解放军总医院神经外科医学部陈凌教授团队联合首都医科大学附属北京天坛医院、中南大学湘雅医院、湘雅第三医院、中国医科大学附属第一医院等医疗单位，以及湖南安泰康成生物科技有限公司等企业及相关高校、科研院所，在国际肿瘤电场治疗理论技术的基础上，就肿瘤电场治疗系统的国产化启动自主创新研发。团队在医学、电子、材料等多学科领域通力合作，经过数次迭代更新，成功研发出具备多项自主知识产权的国产肿瘤电场治疗仪（图 V -3-2），并通过中国食品药品检定研究院的检验认证。该国产设备通过敷贴电极在颅内形成低强度、中频率的正弦波交变电场，治疗参数可达到国际同类设备水平，并在参数调节、输出模式、作用方向、电极片性能、操作界面以及治疗计划系统等方面进行了探索与优化，为提高疗效以及实现个体化参数治疗提供了更大的可能性。

团队目前利用自主研发的细胞电场干预装置进行体外实验，使用不同频率、不同

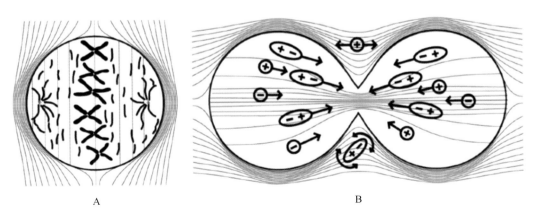

A　　　　　　　　　　　B

图 V -3-1　不同分裂期电场分布示意图

注：A.分裂中期，微管排列受电场牵拉，引起纺锤体功能障碍；B.分裂后末期，细胞内形成非均匀电场，使极性大分子和细胞器向卵裂沟移动。

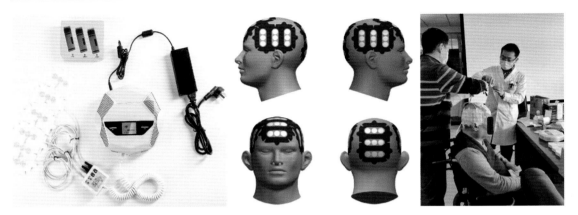

图 V -3-2　国产肿瘤电场治疗仪及电极片敷贴模式

电压以及不同作用时间对胶质瘤细胞系进行电场干预，研究结果表明200kHz的交变电场对胶质瘤细胞系作用效果佳；肿瘤抑制效果与电场强度以及作用时间呈正相关，与文献报道结论一致。此后，使用国产肿瘤电场治疗仪对原位胶质瘤荷瘤大鼠进行持续干预。通过比较组间肿瘤体积和生存时间从而评价治疗有效性，通过血液学检测及肝脏、肾脏、脑等重要脏器病理检查评价治疗安全性，相关研究结果已在国际上发表。结果显示，该电场治疗设备可有效控制原位荷瘤大鼠颅内胶质瘤的生长，显著延长大鼠生存时间［对照组 *vs* 治疗组：（24.77±7.08天）*vs*（40.31±19.11天），$P = 0.0031$］（图 V -3-3）；部分大鼠颅内肿瘤出现明显缩小甚至消失；电场对肝肾功能及血液系统无明显毒性作用，部分大鼠头部皮肤出现轻微接触性皮炎，经外用类固醇类软膏可有效缓解。该研究证明了国产肿瘤电场治疗仪在大鼠模型上的安全性和有效性。

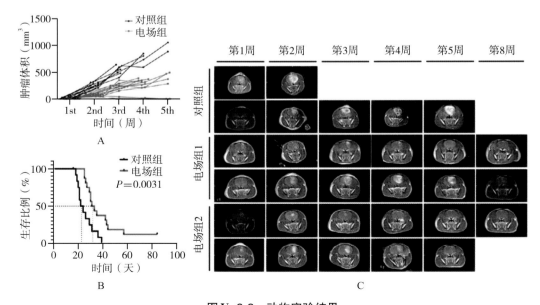

图 V -3-3　动物实验结果

注：A.大鼠肿瘤体积变化；B.大鼠生存曲线；C.代表性磁共振影像。

　　关于电场作用频率，有文献报道，不同瘤种对不同电场频率的敏感性有所差异，卵巢癌和胶质瘤的优选频率是200kHz，肝癌、胰腺癌的优选频率是150kHz。而同是胶质母细胞瘤，不同细胞系或不同个体来源的细胞，其敏感频率也存在差异，其中，LN-18、T-325、ZH-161 GBM细胞的最佳抑制频率为100kHz。本团队在GBM原代细胞的敏感频率方面也做了相关探索，初步发现部分GBM原代细胞的最优干预频率在200kHz以外，也有个别患者对200kHz不敏感，这可能是临床上有患者对电场治疗不敏感的原因所在。因此，对于具备手术条件的胶质母细胞瘤患者，进行频率敏感性实验并选用特定敏感频率进行治疗，可能是提高电场治疗效果的方向之一。本团队在肿瘤电场治疗仪中预设了100 ～ 300kHz频率调节功能，为日后探索个体化精准调频治疗提供了技术基础。

　　2020年以来，中南大学湘雅医院神经外科开展了国产肿瘤电场治疗仪治疗复发脑胶质母细胞瘤的前瞻性、单中心、单臂探索性临床研究，以评价该设备应用于复发胶质母细胞瘤的初步安全性和有效性。该研究纳入经组织学或影像学诊断的复发GBM患者。受试者在日常生活中佩戴电极进行治疗，建议使用≥18h/d，每完成4周治疗后可休息2 ～ 3天。采用毒性评价标准CTCAE-V5.0观察不良事件的发生及其频率，根据神经肿瘤临床疗效评价（response assessment in neuro-oncology，RANO）标准评估肿瘤进展情况。研究主要终点是受试者的安全性和耐受性，次要终点是肿瘤进展时间（TTP）和总生存时间（OS）。目前已完成5例受试者入组，5例受试者在持续治疗和随访过程中，治疗依从性均大于20h/d。据现有数据，最早入组患者已观察15个月，中位无进展生存期＞4个月，中位总生存时间＞18个月，安全性及有效性良好。

　　近来，解放军总医院神经外科医学部开展了一项国产肿瘤电场治疗仪治疗新诊断脑胶质母细胞瘤的前瞻性、单中心、单臂探索性临床研究，初步评价该设备治疗新诊断胶质母细胞瘤患者的安全性和有效性。受试者在GBM标准治疗的替莫唑胺辅助化疗阶段联合电场治疗，持续使用至肿瘤复发、不可耐受或肿瘤二次进展，最长不超过24个月。该研究目前已获伦理委员会批准，准备开展病例入组工作。

　　紧接下来，研究团队将由首都医科大学附属北京天坛医院牵头，开展全国多中心临床试验，验证该设备的有效性和安全性，以推动国产设备尽早进入临床应用，促进我国脑胶质瘤规范化治疗的实施。

参 考 文 献

1. 国家卫生健康委员会医政医管局. 脑胶质瘤诊疗规范（2018年版）[J]. 中华神经外科杂志. 2019；35（3）：217−239.

2. Stupp R，Taillibert S，Kanner A，et al. Effect of tumor-treating fields plus maintenance temozolomide vs maintenance temozolomide alone on survival in patients with glioblastoma. A Randomized Clinical Trial[J]. Jama. 2017；318（23）：2306.

3. Kim CY，Paek SH，Nam DH，et al. Tumor treating fields plus temozolomide for newly diagnosed glioblastoma：a sub-group analysis of Korean patients in the EF-14 phase 3 trial[J]. J Neurooncol. 2020；146（3）：

399−406.

4. Toms S A，Kim C Y，Nicholas G，et al. Increased compliance with tumor treating fields therapy is prognostic for improved survival in the treatment of glioblastoma：a subgroup analysis of the EF-14 phase Ⅲ trial［J］. Journal of Neuro-Oncology. 2019；15（6）：298−304.

5. Stupp R. NovoTTF-100A versus physician choice chemotherapy in recurrent glioblastoma：A randomised phase Ⅲ trial of a novel treatment modality［J］. European Journal of Cancer. 2012；48（14）：2192−2202.

6. Mrugala M M，Engelhard H H，Dinh Tran D，et al. Corrigendum to "clinical practice experience with novo TTF-100A? system for glioblastoma：the patient registry dataset（PRiDe）"［J］. Seminars in Oncology. 2015；42（3）：e33−e43.

7. Vergote I，Von M R，Manso L，et al. Tumor treating fields in combination with paclitaxel in recurrent ovarian carcinoma：Results of the INNOVATE pilot study［J］. Gynecologic Oncology. 2018；150（3）：471.

8. Rivera F，Benavides M，Gallego J，et al. Tumor treating fields in combination with gemcitabine or gemcitabine plus nab-paclitaxel in pancreatic cancer：Results of the PANOVA phase 2 study［J］. Pancreatology，2019；19（1）：64−72.

9. Pless M，Droege C，Moos R V，et al. A phase Ⅰ / Ⅱ trial of tumor treating fields（TTFields）therapy in combination with pemetrexed for advanced non-small cell lung cancer［J］. Lung Cancer. 2013；81（3）：445−450.

10. Kirson E D，Gurvich Z，Schneiderman R，et al. Disruption of cancer cell replication by alternating electric fields.［J］. Cancer Research. 2004；64（9）：3288−3295.

11. Kirson E D，Dbalý V，Tovaryš F，et al. Alternating electric fields arrest cell proliferation in animal tumor models and human brain tumors［J］. Proceedings of the National Academy of Sciences of the United States of America. 2007；104（24）：10152−10157.

12. Wu H，Wang C，Liu J，et al. Evaluation of a tumor electric field treatment system in a rat model of glioma［J］. CNS Neurosci Ther. 2020；29（6）：162−166.

13. Giladi M，Schneiderman RS，Voloshin T，et al. Mitotic spindle disruption by alternating electric fields leads to improper chromosome segregation and mitotic catastrophe in cancer cells［J］. Sci Rep. 2015；5：18046. pii：srep18046.

14. Silginer M，Weller M，Stupp R，et al. Biological activity of tumor-treating fields in preclinical glioma models［J］. Cell Death Dis. 2017；8（4）：e2753. pii：cddis2017171.

低级别胶质瘤放疗现状和思考

刘彦伟　邱晓光

首都医科大学附属北京天坛医院

低级别胶质瘤（low-grade glioma，LGG）通常指WHO Ⅱ级胶质瘤，尽管Ⅰ级的毛细胞星形细胞瘤也属于低级别，但手术完全切除后有治愈可能，术后一般不需要放疗，所以不再本节讨论范围之内。另外，脊髓、小脑也会发生低级别胶质瘤，但发生率极低，并无高级别的临床研究，而关于LGG的手术、病理、化疗等内容有相关章节介绍，所以本节只针对成人幕上Ⅱ级LGG的放疗展开讨论。LGG有如下特点可能会影响临床放疗科医生决策：①LGG患者常常以癫痫起病，尤其是少突胶质细胞瘤更是高达80%伴有癫痫。②LGG目前无标准治疗，放疗靶区和剂量均无标准，即使是目前最常用的54Gy也无大型Ⅲ期对照临床研究证实。③LGG患者生存期相对较长，影响生存因素众多，包括肿瘤相关与不相关因素。④LGG生存期差异巨大，目前预后最差的IDH野生型高危患者仅1.9年，而IDH突变低危患者中位生存期已达18.7年，亟待分层个体化治疗。目前国际上多以美国国立综合癌症网络指南作为参考，该指南目前将入组临床试验作为推荐实践的首要因素，说明LGG目前还没有治愈可能，也无标准治疗方案，仍需不断去探索新的疗法和药物。本节讨论中多是以美国国立综合癌症网络（NCCN）指南作为论点对以上问题进行讨论。

一、危险分层：临床和分子病理因素（表Ⅴ-4-1）

表Ⅴ-4-1　目前完成的LGG放疗相关临床研究

	干预方法	设计时间	PFS	OS
EORTC 22845	观察（无分层）	1984～1991	5年：35%	5年：65.7%
	54Gy放疗（无分层）		5年：55%	5年：68.4%
EORTC 22844	45Gy放疗（无分层）	1986～1991	5年：47%	5年：58%
	59.4Gy放疗（无分层）		5年：50%	5年：59%
NCCTG 867251	50.4放疗（无分层）	1986～1994	5年：55%[*]	5年：72%
	68.4Gy放疗（无分层）		5年：52%[*]	5年：64%

续　表

	干预方法	设计时间	PFS	OS
RTOG 9802	观察（低危）	1984～1991	5年：48%	5年：93%
	54Gy放疗（高危）		5年：46%	5年：63%
	54Gy放疗＋PCV（高危）	1998～2002	5年：63%	5年：72%
EORTC 26033	TMZ（至少一个高危因素）	2005～2012	4年：42.6%	
	50.4Gy放疗（至少一个高危因素）	2005～2012	4年：47.5%	
RTOG 0424	54Gy放疗＋TMZ（三个高危因素）	2005～2009	3年：59.2%	3年：73.1%

注：*未用PFS，而是用TTP（time to progression）。

　　NCCN指南中LGG的危险分层主要根据早期欧美开展的四个临床试验（EORTC22845、EORTC22844、RTOG867251和RTOG9802），但在不同的临床试验中危险因素并没有一致的表现，而且随患者生存期的延长，危险因素也在逐渐变化。年龄，肿瘤体积、肿瘤是否跨越中线、神经功能症状、切除程度、星形细胞成分等在不同临床研究中被证实是独立预后因素。欧洲总结EORTC22844和EORTC22845研究的610例LGG患者，确定年龄≥40岁、肿瘤最大径≥6cm、肿瘤跨域中线、星形细胞瘤和有神经功能症状5项列为危险因素，每增加一项生存期进一步缩短。该研究将0～2个危险因素视为低危，中位生存期7.7～7.8年；≥3个危险因素视为高危，中位生存期3.2～3.6年。美国总结NCCTG867251试验的203例对欧洲数据验证，在5个因素基础上增加了MMSE评分、切除程度和1p/19q联合缺失分析，结果显示仅肿瘤体积和MMSE评分能显著预测总生存期（overall surivial，OS），而肿瘤体积、星形细胞瘤和MMSE评分能够预测无病进展生存期（progression free survival，PFS）。根据欧洲的高低危分组显示高危患者中位生存期3.9年，低危10.8年。随着病理诊断技术进展，一项将病理重新评估后发现以上三个临床研究的入组患者并非都是2级胶质瘤，按最新病理（2007版）判断标准欧洲的610例中有271例是Ⅰ级或Ⅲ级。在新的病理诊断标准下对欧洲和美国临床试验重新分析，发现神经功能症状，症状出现到诊断时间≥3周，肿瘤最大径≥5cm及星形细胞瘤是总生存期和无病进展生存期的预后差的危险因素，低危患者中位生存期139～152个月，中危87～91个月，高危58～65个月。根据以上数据可以得出肿瘤体积、神经功能症状和星形细胞瘤是最可靠的危险因素。尽管肿瘤直径的全切值是5cm或6cm，或神经功能症状主观感受难以界定，但无疑肿瘤体积越大，神经功能症状越重患者的预后更差。年龄和切除程度在这几项研究中并不显著，但多个回顾性分析证明其是独立的预后因素，且后续的RTOG9802研究设计只根据年龄和切除程度。

　　随着近年来分子病理的发展，一些重要的分子特征被逐渐纳入LGG危险分层中来。NCCN指南建议对于IDH野生型LGG可以给予更高放疗剂量。RTOG9802更新报道IDH突变1p/19q联合缺失患者，放疗联合PCV化疗中位生存期为13.9年，IDH突变无1p/19q联合缺失，中位生存期11.4年，而对治疗抵抗、预后最差的IDH野生型LGG中位生存期仅1.9年。IDH突变在LGG中发生率最高（70%～80%），几乎代表整个Ⅱ级LGG，生存期跨度也是非常大，所以再分层研究成为最近热点，其中重要的CDKN2A/B纯合丢失被认为能对IDH突变患者进一步分层，尽管占比不到12%，但携带CDKN2A/B缺失患者生存期相对更短，而其他CDK4扩增、PDGFR扩增及PIK3R1和PIK3CA突变等也是在IDH突变患者中预示更差生存，而对IDH野生型患者也能根据其他分子特征进一步分层，总体而言对于IDH突变层面的进一步分层目前没有治疗上的进一步建议，但进一步危险分层中的分子特征有些在其他肿瘤相关靶向药物，所以期待对其细化后的靶向药物临床试验开展；1p/19q联合缺失在Ⅲ级少突细胞胶质瘤中已经被临床试验确定为放化疗敏感分子特征，连同RTOG0424研究中确定MGMT启动子甲基化显示未发生1p/19q缺失是MGMT启动子甲基化相对高危因素。

二、术后早期放疗还是延期挽救放疗？

NCCN指南根据早期放疗并未提高OS，建议低危患者（≤40岁并全切）可以考虑密切观察，但委员会标注应该考虑更多危险因素来定义高低危患者。术后是否立即放疗目前无定论。对于高危患者多数认为应术后早期放疗，但高危因素如何界定可能根据单位和个人不同而不同。而对于低危患者可能多数外科医生建议给予观察，但分子病理的出现使其发生率变化，如临床低危患者（≤40岁并全切），但IDH野生型给予观察似乎欠妥。越来越多的研究认为术后仅观察的决定需要慎之又慎。最著名的研究RTOG9802最初设计三组：低危患者观察、高危患者放疗或放疗＋PCV化疗。观察组数据最先被报道是因为复发例数最先达到统计学差异，结果显示低危观察组在术后5年内有52%的复发风险，研究者认为仅观察可能并不是好决策，需要慎重。但是经过挽救性治疗后该研究显示5年生存率达到93%，这一结果可能印证EORTC22845的结果，低危患者早期放疗可能并不能延长OS，但能够显著延长PFS。那么对生活质量评估可能将是决定术后早期放疗与否的关键，RTOG9802观察组复发患者经过挽救性治疗后的生活质量是否比早期放疗更加严重，如果是的话可能观察并不是好建议，因为这将导致患者长时间生活在身体负担和经济负担中，而早期放疗生存期不缩短的情况下这个负担时间会大大缩减。关于复发后生活质量的研究目前仍无报道。另外，LGG复发后超过50%患者会进展到高级别，而早期放疗能够将这个恶性进展时间推迟。最近一项纳入486例LGG的回顾性分析显示复发进展后的中位生存期2.4年，男性、肿瘤直径≥5cm、IDH野生型及单独替莫唑胺化疗是发生恶性进展的高危因素。最后，LGG多以癫痫起病，少突胶质细胞瘤高达80%伴有癫痫，癫痫症状本身和抗癫痫治疗会严重降低患者的生活质量，而研究已经显示早期放疗能显著减少癫痫的发作，所以低危癫痫起病患者给予观察可能也不是好建议。

三、放疗剂量

NCCN指南根据EORTC22844和NCCTG867251将LGG放疗总剂量确定为45～54Gy，低于45Gy生存期明显缩短，而提高剂量也并未带来益处，反而放疗副反应增加。目前临床常用50～54Gy。尽管这两个临床试验目前仍在更新报道，RTOG867251在2020年更新数据仍显示提高剂量无生存获益，但是需要强调的是这两个临床试验都是30年前设计，CT扫描诊断和判断复发，放疗是二维技术、照射面积巨大，病理诊断不准确更无分子病理。而目前MR在判断复发进展方面远远强于CT，适形调强放疗大大减少了正常脑组织的照射体积，而2007年之后组织病理更符合临床实践，且最新的分子病理更是重要补充。所以在现有技术加持下45～54Gy的剂量是否合适需要新的探索。更何况多个回顾性分析显示总剂量＞52Gy，或＞53Gy，甚至＞55Gy能够使患者获益，有报道显示对于未能完全切除的肿瘤给予超分割治疗，总剂量达到72.6Gy仍是安全有效的。当然，利用放疗联合其他方面的治疗进展，（如化疗、靶向药物、电场治疗、生物治疗等）是否能够在不缩短生存的情况下将放疗剂量进一步降低，从而提高长期生存的低危患者生活质量，可能这也是需要探索的重要方向。

四、靶区勾画范围

NCCN指南建议将FLAIR异常区或增强区域作为GTV，而CTV在GTV外扩1～2cm形成。与高级别胶质瘤有明显增强区域不同，LGG并没有明显的增强区，但有明显的FLAIR异常区，所以根据水肿区的靶区勾画可能在临床实践中更容易实现，但水肿外扩1～2cm是否必要，还是只把水肿区作为CTV进行勾画更为合适呢？这些目前没有确定的高级别证据。NCCN指南建议高级别GTV外扩2～3cm形成CTV，而LGG只需外扩1～2cm，这个建议说明高级别胶质瘤细胞侵犯范围比低级别更广。对于肿瘤细胞侵袭范围证据多来自对GBM的研究，一项胶质瘤活检病理和MRI影像对比的研究中，发现T2异常信号区域存在肿瘤细胞。而另外一项包含20例GBM的研究中发现CT显示的水肿区，无一例外都发现了肿瘤细胞，甚至在离肿瘤原发灶更远区域仍有肿瘤存在。这些研究数据显示胶质瘤细胞侵犯的范围远比想象的更广泛，按体部肿瘤放疗理念：含有肿瘤细胞区域均是高危并在此基础上再次外扩形成CTV，但事实证明这个理念在胶质瘤似乎并不合适。因为以EORTC为代表的放疗理念认为水肿与肿瘤复发模式并没有关系。研究显示56%复发灶在CT显示增强区域周边1cm之内，78%发生在肿瘤周边2cm内，另外一项研究显示，12例GBM二次复发灶无一例外全部在2cm范围，该研究还得出瘤周水肿与复发模式没有显著相关性，其后续研究也显示给予缩小范围的二程放疗似乎与一程放疗疗效相当。然而最新的研究EORTC22033-EORTC26033显示在至少有一个危险因素（年龄≥40岁、影像显示肿瘤进展、新出现或恶化的症状、难治性癫痫）的LGG放疗（50.4Gy）体积的大小并不影响生活质量。另外，一个不容忽视的事实是胶质瘤，尤其是GBM在组织细胞学上异质性极大，而单细胞测序证明这种异质性来源于遗传学上的差异，这可能是肿瘤产生放疗抵抗的重要原因，而复发模式是否和不同区域细胞分布相关值得深入研究。

五、放疗副作用

任何治疗都会对人体产生一定的影响，有的副作用明显能够通过临床症状表现出来或通过检测化验发现，但有许多并不明显的副作用通过临床观察和检查化验并不能被发现，尤其是脑相关治疗副作用，如轻微性格或意识改变、智商或情商的下降可能通过常规的检测化验并不能被发现。放疗和其他手术、化疗一样存在副作用，但临床肿瘤患者多是综合治疗，多种治疗方式前后或同时给予，所以很难分清某个副作用由哪种治疗方式引起。但总体而言，通过严格的对照研究是能够洞悉治疗方式对人体的影响。欧洲最先总结EORTC22844研究，研究放疗对生活质量的影响，180列入组患者接受至少一次包括47条信息的生活质量问卷调查，数据显示高剂量放疗（59.4Gy）相较低剂量（45Gy）降低了患者的肢体功能并加重症状，增加放疗早期乏力和失眠，及减少放疗晚期（7～15个月）患者闲暇时间和降低精神功能。在一项以良性血液疾病患者和正常人作为对照的195例LGG研究，随访6年发现，肿瘤本身是造成生活质量下降的主要原因，而放疗仅仅是加重了这一过程，同时加重这一过程的还有其他治疗，如手术、抗癫痫药物等。该研究还发现单次给予＞2Gy对认知功能的影响显著增加。同一团队在继续随访12年后并增加MRI扫描后显示放疗能够降低患者的注意力、执行力及信息处理速度，而且这一功能的下降在影像学上主要表现为白质高信号的增多和全脑的萎缩性改变。另外，需要提及的是，研究显示放疗体积和生活质量的下降似乎并没关系，而海马的受量可能在记忆方面并不是我们想象的那么严重，但这些数据都是前瞻性临床研究的回顾性分析，而且病例数较少，仍需要更可靠的大宗病例数据支持。

六、低级别胶质瘤仍未解决的问题

关于LGG放疗目前仍有诸多问题需要解决：①在新的技术加持下放疗剂量是否能够进一步提高，或者联合其他治疗模式能否将长期生存的患者降低放疗剂量，减少副作用提高生活质量。②基础研究显示肿瘤细胞会沿着白质纤维向远处迁移，是否沿着白质纤维外扩靶区能够获益目前没有确切证据。③术后残余明显肿瘤是否给予加量放疗，回顾性研究和最近在ASTRO报道的Ⅱ期研究证实肿瘤明显残留或高灌注区域给予更高剂量的放疗能够使患者受益，但目前仍无高级别证据。

参 考 文 献

1. Liang S，Fan X，Zhao M，et al. Clinical practice guidelines for the diagnosis and treatment of adult diffuse glioma-related epilepsy［J］. Cancer Med. 2019；8（10）：4527-4535.
2. Jiang T，Nam DH，Ram Z，et al. Clinical practice guidelines for the management of adult diffuse gliomas［J］.

Cancer Lett. 2021；499：60-72.

3. Bell EH，Zhang P，Shaw EG，et al. Comprehensive Genomic Analysis in NRG Oncology/RTOG 9802：A Phase Ⅲ Trial of Radiation Versus Radiation Plus Procarbazine，Lomustine（CCNU），and Vincristine in High-Risk Low-Grade Glioma［J］. J Clin Oncol. 2020；JCO1902983.

4. Miller JJ，Loebel F，Juratli TA，et al. Accelerated progression of IDH mutant glioma after first recurrence. Neuro Oncol. 2019；21（5）：669-677.

5. Pignatti F，van den Bent M，Curran D，et al. Prognostic factors for survival in adult patients with cerebral low-grade glioma［J］. J Clin Oncol. 2002；20（8）：2076-2084.

6. Daniels TB，Brown PD，Felten SJ，et al. Validation of EORTC prognostic factors for adults with low-grade glioma：a report using intergroup 86-72-51［J］. Int J Radiat Oncol Biol Phys. 2011；81（1）：218-224.

7. Gorlia T，Wu W，Wang M，et al. New validated prognostic models and prognostic calculators in patients with low-grade gliomas diagnosed by central pathology review：a pooled analysis of EORTC/RTOG/NCCTG phase Ⅲ clinical trials［J］. Neuro Oncol. 2013；15（11）：1568-1579.

8. Shaw EG，Wang M，Coons SW，et al. Randomized trial of radiation therapy plus procarbazine，lomustine，and vincristine chemotherapy for supratentorial adult low-grade glioma：initial results of RTOG 9802［J］. J Clin Oncol. 2012；30（25）：3065-3070.

9. Reis GF，Pekmezci M，Hansen HM，et al. CDKN2A loss is associated with shortened overall survival in lower-grade（World Health Organization Grades Ⅱ- Ⅲ）astrocytomas［J］. J Neuropathol Exp Neurol. 2015；74（5）：442-452.

10. Brat DJ，Aldape K，Colman H，et al. cIMPACT-NOW update 5：recommended grading criteria and terminologies for IDH-mutant astrocytomas［J］. Acta Neuropathol. 2020；139（3）：603-608.

11. Louis DN，Ellison DW，Brat DJ，et al. cIMPACT-NOW：a practical summary of diagnostic points from Round 1 updates［J］. Brain Pathol. 2019；29（4）：469-472.

12. Bell EH，Zhang P，Fisher BJ，et al. Association of MGMT Promoter Methylation Status With Survival Outcomes in Patients With High-Risk Glioma Treated With Radiotherapy and Temozolomide：An Analysis From the NRG Oncology/RTOG 0424 Trial［J］. JAMA Oncol. 2018；4（10）：1405-1409.

13. Shaw EG，Berkey B，Coons SW，et al. Recurrence following neurosurgeon-determined gross-total resection of adult supratentorial low-grade glioma：results of a prospective clinical trial［J］. J Neurosurg. 2008；109（5）：835-841.

14. Karim AB，Afra D，Cornu P，et al. Randomized trial on the efficacy of radiotherapy for cerebral low-grade glioma in the adult：European Organization for Research and Treatment of Cancer Study 22845 with the Medical Research Council study BRO4：an interim analysis［J］. Int J Radiat Oncol Biol Phys. 2002；52（2）：316-324.

15. Tom MC，Park DYJ，Yang K，et al. Malignant transformation of molecularly classified adult low-grade glioma［J］. Int J Radiat Oncol Biol Phys. 2019；105（5）：1106-1112.

16. van den Bent MJ，Afra D，de Witte O，et al. Long-term efficacy of early versus delayed radiotherapy for low-grade astrocytoma and oligodendroglioma in adults：the EORTC 22845 randomised trial［J］. Lancet. 2005；366（9490）：985-990.

17. Shaw E，Arusell R，Scheithauer B，et al. Prospective randomized trial of low-versus high-dose radiation therapy in adults with supratentorial low-grade glioma：initial report of a North Central Cancer Treatment Group/Radiation Therapy Oncology Group/Eastern Cooperative Oncology Group study［J］. J Clin Oncol.

2002; 20（9）: 2267-2276.

18. Karim AB, Maat B, Hatlevoll R, et al. A randomized trial on dose-response in radiation therapy of low-grade cerebral glioma: European Organization for Research and Treatment of Cancer（EORTC）Study 22844［J］. Int J Radiat Oncol Biol Phys. 1996; 36（3）: 549-556.

19. Breen WG, Anderson SK, Carrero XW, et al. Final report from Intergroup NCCTG 86-72-51（Alliance）: a phase Ⅲ randomized clinical trial of high-dose versus low-dose radiation for adult low-grade glioma［J］. Neuro Oncol. 2020; 22（6）: 830-837.

20. Jeremic B, Milicic B, Grujicic D, et al. Hyperfractionated radiation therapy for incompletely resected supratentorial low-grade glioma: a 10-year update of a phase Ⅱ study［J］. Int J Radiat Oncol Biol Phys. 2003; 57（2）: 465-471.

21. Whitton AC, Bloom HJ. Low grade glioma of the cerebral hemispheres in adults: a retrospective analysis of 88 cases［J］. Int J Radiat Oncol Biol Phys. 1990; 18（4）: 783-786.

22. Medbery CA, 3rd, Straus KL, Steinberg SM, et al. Low-grade astrocytomas: treatment results and prognostic variables［J］. Int J Radiat Oncol Biol Phys. 1988; 15（4）: 837-841.

23. Shaw EG, Daumas-Duport C, Scheithauer BW, et al. Radiation therapy in the management of low-grade supratentorial astrocytomas［J］. J Neurosurg. 1989; 70（6）: 853-861.

24. Earnest Ft, Kelly PJ, Scheithauer BW, et al. Cerebral astrocytomas: histopathologic correlation of MR and CT contrast enhancement with stereotactic biopsy［J］. Radiology. 1988; 166（3）: 823-827.

25. Burger PC, Dubois PJ, Schold SC, Jr., et al. Computerized tomographic and pathologic studies of the untreated, quiescent, and recurrent glioblastoma multiforme［J］. J Neurosurg. 1983; 58（2）: 159-169.

26. Wallner KE, Galicich JH, Krol G, et al. Patterns of failure following treatment for glioblastoma multiforme and anaplastic astrocytoma［J］. Int J Radiat Oncol Biol Phys. 1989; 16（6）: 1405-1409.

27. Massey V, Wallner KE. Patterns of second recurrence of malignant astrocytomas［J］. Int J Radiat Oncol Biol Phys. 1990; 18（2）: 395-398.

28. Cabrera AR, Kirkpatrick JP, Fiveash JB, et al. Radiation therapy for glioblastoma: Executive summary of an American Society for Radiation Oncology Evidence-Based Clinical Practice Guideline［J］. Pract Radiat Oncol. 2016; 6（4）: 217-225.

29. Dirven L, Reijneveld JC, Taphoorn MJB, et al. Impact of radiation target volume on health-related quality of life in patients with low-grade glioma in the 2-Year period post treatment: a secondary analysis of the EORTC 22033-26033［J］. Int J Radiat Oncol Biol Phys. 2019; 104（1）: 90-100.

30. Yu K, Hu Y, Wu F, et al. Surveying brain tumor heterogeneity by single-cell RNA sequencing of multi-sector biopsies［J］. National Science Review. 2020; 7（8）: 1306-1318.

31. Kiebert GM, Curran D, Aaronson NK, et al. Quality of life after radiation therapy of cerebral low-grade gliomas of the adult: results of a randomised phase Ⅲ trial on dose response（EORTC trial 22844）. EORTC Radiotherapy Co-operative Group［J］. Eur J Cancer. 1998; 34（12）: 1902-1909.

32. Klein M, Heimans JJ, Aaronson NK, et al. Effect of radiotherapy and other treatment-related factors on mid-term to long-term cognitive sequelae in low-grade gliomas: a comparative study［J］. Lancet. 2002; 360（9343）: 1361-1368.

33. Douw L, Klein M, Fagel SS, et al. Cognitive and radiological effects of radiotherapy in patients with low-grade glioma: long-term follow-up［J］. Lancet Neurol. 2009; 8（9）: 810-818.

高级别胶质瘤放疗标准和进展

马文平

北京市神经外科研究所

高级别胶质瘤指WHO Ⅲ～Ⅳ级，以Ⅳ级胶质母细胞瘤（glioblastoma，GBM）为主，Ⅲ级间变胶质瘤在临床治疗上多参考GBM，所以本节主要介绍GBM放疗的相关内容。放疗是GBM标准治疗中不可或缺的治疗方式，早在19世纪80年代就已经证实GBM手术后进行放疗能够将生存期延长1倍以上，1978年的研究报道单独手术6个月的生存率为28%，1年的生存率为0%；而术后给予放疗6个月生存率为64%，一年生存率为9%。随着化疗药物、影像技术、分子病理诊断技术的发展及电场治疗的出现，GBM生存期已经从早期不到1年提高到现在的20.9个月（图Ⅴ-5-1），甚至最新临床研究低风险患者的中位生存期达到48.1个月。手术后放疗联合替莫唑胺（temozolomide，TMZ）化疗已经成为标准治疗模式。电场的出现虽然进一步提高了生存，但因价格昂贵并未在国内得到普及。本节只对GBM放疗领域的标准治疗和最新进展进行介绍。

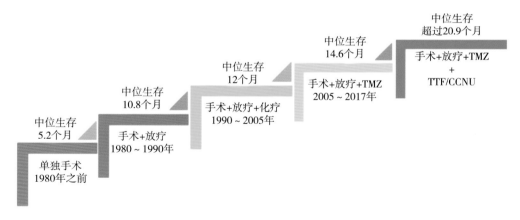

图Ⅴ-5-1　GBM治疗进展
注：TMZ.替莫唑胺；TTF.肿瘤电场治疗；CCNU.洛莫司汀。

一、放疗必要性

手术是基础治疗，获得组织和分子病理、减轻临床症状，更为重要的是切除掉放疗不敏感肿瘤细胞，为术后放疗创造有利条件。GBM术后放疗可以取得显著的生存获益，即使在早年二维放疗时代的全脑照射也能显著延长患者的生存期。目前放疗主要以适形调强为主，极大地提高了肿瘤区域的剂量和降低周围正常脑组织的剂量，使GBM患者的生存期和生活质量得到进一步提高。而血脑屏障的存在和GBM极少发生颅外转移的特点使得系统化疗作用有限，GBM患者术后治疗仍以局部放疗为主。

二、放疗时机

GBM患者术后条件允许（伤口愈合程度、KPS评分及血液学指标等）尽快行放疗似乎在国际上已经达成共识。然而多项研究的数据结果并不一致。多项研究显示延迟放疗会增加死亡风险，每延迟1天放疗，死亡风险增加2%；每延迟1周放疗，死亡风险增加8.9%。但后续几项研究未发现间隔时间延长影响生存，一项总结1974～2003年的2855例GBM的多中心研究显示术后2周内行放疗预后最差，中位生存期9.2个月，而4周后行放疗取得了最好的中位生存期（12.5个月）。但近几年的研究显示超过6周生存期会显著下降，在TMZ出现后的研究显示大于或小于27天术后行放疗对生存期并无差异，甚至小于20天和大于36天比较也无生存差异，但当延迟超过42天后生存期会明显缩短，该结果被同时代的另外两个研究证实，研究显示术后42天之内行放疗能够带来受益，而超过42天生存期显著下降。但需要指出的是另外两个因素也会影响术后放疗间隔时间：①术后患者需要身体恢复和伤口的愈合时间，一般为2～4周。②术后无限期的延长放疗间隔时间会增加患者及医生的焦虑，担心肿瘤会复发进展，因为根据数学推算GBM术后残余肿瘤的倍增时间是24天。所以根据以上数据，目前高级别胶质瘤建议术后4～6周行放疗可能是合适的。

三、放疗剂量

早期研究就已经证实60Gy以上的放疗剂量并未提高生存期，反而生活质量会明显下降。推荐放射治疗照射总剂量为54～60Gy，每次1.8～2.0Gy，分割30～33次，每日1次，肿瘤体积较大和/或位于重要功能区及WHO Ⅲ级间变性胶质瘤，可适当降低照射总剂。目前的剂量基本是延续在30年前基础上开展的。随着现代磁共振影像技术、新的分子病理诊断及放疗技术的提高，更高剂量是否能够带来受益值得重新评估。研究显示脑组织在接受常规分割（每次2Gy）情况下72Gy或90Gy发生症状性坏死的发生率在5%和10%。而60～72Gy的放疗剂量成为探索研究的区间。2020年ASTRO年会有研究团队报道对影像显示高灌注区提高剂量是安全有效的，富细胞/高灌注肿瘤区域提高放疗剂量到75Gy，每次2.5Gy，共30次能够提高GBM患者的生存期，特别是对于放疗后富细胞/高灌注肿瘤区域信号很快降低的患者。所以，利用现在的技术在标准60Gy常规分割的剂量上进行有益探索也许能够进一步提高GBM患者的生存期。

四、靶区勾画

目前关于高级别胶质瘤的靶区勾画没有新的进展，是否包括水肿区仍然是临床未解决的问题。最初的临床靶区是否需要包括瘤周的水肿区存在较大争议。美国肿瘤放射治疗协会（RTOG）建议CTV1包括瘤周水肿区外2cm区域，给予46Gy治疗，肿瘤缩野后CTV2需在大体肿瘤靶区（GTV）外扩2cm，剂量增至60Gy。但是临床研究数据显示包或不包水肿区在肿瘤控制和生存期上无明显差异，欧洲癌症研究和治疗组织（EORTC）推荐的CTV并不强调一定要包括所有瘤周水肿区。靶区勾画原则是在安全的前提下，尽可能保证肿瘤达到60Gy的照射剂量，应参考术前、术后MRI，正确区分术后肿瘤残存与术后改变。在临床实践中，医师应根据靶区位置、体积、患者年龄、KPS评分等因素综合考虑，灵活运用以上关于靶区设定的建议，平衡照射剂量、体积、放射性损伤和患者个体因素之间的关系。

五、老年GBM放疗进展

近年来GBM放疗领域主要的进展在老年患者。老年GBM目前也无统一的年龄划分，在研究中65岁和70岁是最常用的临界值。研究证实年龄分层后对治疗的反应存在差异，而且老年GBM具有独特的分子遗传学特征，其中ATRX、BRAF、IDH和TP53突变率明显下降，PTEN基因突变率明显增加，TP53突变和EGFR的扩增可能与患者的预后相关。70岁以上胶质母细胞瘤患者采用短程放疗的疗效并不差于常规分割模式，而且节省了时间和经济成本。所以目前多部指南对老年胶质母细胞瘤患者建议短程放疗联合替莫唑胺化疗，如34Gy分10次或40.05Gy分15次。甚至对于年龄更大、体质更差的患者给予更短的方案，25Gy分5次。MGMT启动子区甲基化状态决定是否联合替莫唑胺化疗。

六、放射性坏死

全脑放疗和/或立体定向放射外科治疗导致的认知功能减退最早可出现在治疗后3～4个月，且随着生存期的延长发病比例逐渐上升。最终可能驱动慢性病理生理学改变导致永久性的认知能力下降。其特征通常是工作记忆、注意力、执行功能、认知灵活性和处理速度方面的衰退，这种晚期延迟出现的认知功能减退呈渐进性、不可逆性。

脑胶质瘤TMZ同步放化疗后假性进展发生率明显增高，其本质就是早期放射性坏死，表现为脑萎缩，白质高信号。放疗最严重的晚期反应是放射性坏死，发生率为3%～24%，放疗后3年是坏死出现的高峰。MGMT启动子甲基化患者更容易出现放射性坏死，可能与肿瘤对放化疗更敏感有关。放射性坏死的临床表现与肿瘤复发相似，如初始症状的再次出现，原有的神经功能障碍恶化和影像学上出现进展的、不可逆的强化病灶，其周围有相关水肿。假性进展影响到临床试验的结果判读以及临床实践的治疗，所以鉴别假性进展和真进展显得尤为重要。目前鉴别假性进展和真进展临床无可靠技术，结合各种影像技术可能有所帮助，如 MRS、灌注成像及 PET 等，但 MRI 动态随访观察可能是最为有效的方法。

七、GBM 靶向联合放疗

脑胶质瘤的靶向治疗一直未有大的突破，尽管目前贝伐单抗已经被批准用于 GBM 的治疗，但仅仅是提高了无病进展生存期和生活质量，并未提高总生存期。贝伐单抗联合放疗的临床试验未能证明临床获益，目前贝伐单抗在临床多被用作减轻水肿，缓解临床症状。目前由北京天坛医院江涛教授团队开展的一项针对继发 GBM 的靶向药物伯瑞替尼显示出良好的抑瘤效果，该靶向药物能够特异性抑制由该团队发现的新型融合基因 PTPRZ1-MET；与 MET 外显子 14 跳跃类似，该融合基因能够激活 DNA 损伤修复功能，参与放化疗的抵抗。目前正在进行 II 期临床研究。最近的一项基础研究显示 FGFR2 可通过调节 PTEN 磷酸化增强 GBM 细胞的 DNA 损伤修复功能，从而细胞对放疗产生抵抗。体内外研究显示抑制剂抑制 PTEN 后能够增加 GBM 的放疗敏感性。这些研究可能为将来临床应用放疗联合靶向药物增加胶质瘤细胞的放疗敏感性（图 V -5-2）。

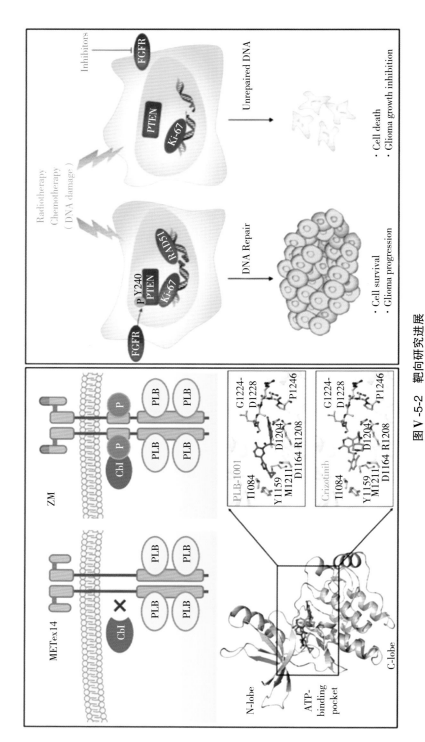

图 V -5-2　靶向研究进展

注：左 . 脑胶质瘤中 MET 外显子 14 跳跃突变和 ZM 融合能够被伯瑞替尼（PLB-1001）靶向抑制；右 . 抑制 PTEN 的磷酸化增加脑胶质瘤细胞放疗敏感性。

参 考 文 献

1. Andersen AP. Postoperative irradiation of glioblastomas. Results in a randomized series［J］. Acta Radiol Oncol Radiat Phys Biol. 1978; 17（6）: 475-484.

2. Stupp R, Taillibert S, Kanner A, et al. Effect of tumor-treating fields plus maintenance temozolomide vs maintenance temozolomide alone on survival in patients with glioblastoma: a randomized clinical trial［J］. JAMA. 2017; 318（23）: 2306-2316.

3. Herrlinger U, Tzaridis T, Mack F, et al. Lomustine-temozolomide combination therapy versus standard temozolomide therapy in patients with newly diagnosed glioblastoma with methylated MGMT promoter（CeTeG/NOA-09）: a randomised, open-label, phase 3 trial［J］. Lancet. 2019; 393（10172）: 678-688.

4. Kristiansen K, Hagen S, Kollevold T, et al. Combined modality therapy of operated astrocytomas grade Ⅲ and Ⅳ. Confirmation of the value of postoperative irradiation and lack of potentiation of bleomycin on survival time: a prospective multicenter trial of the scandinavian glioblastoma study group［J］. Cancer. 1981; 47（4）: 649-652.

5. Gzell C, Back M, Wheeler H, et al. Radiotherapy in glioblastoma: the past, the present and the future［J］. Clin Oncol（R Coll Radiol）. 2017; 29（1）: 15-25.

6. Do V, Gebski V, Barton MB. The effect of waiting for radiotherapy for grade Ⅲ/Ⅳ gliomas［J］. Radiother Oncol. 2000; 57（2）: 131-136.

7. Irwin C, Hunn M, Purdie G, et al. Delay in radiotherapy shortens survival in patients with high grade glioma［J］. J Neurooncol. 2007; 85（3）: 339-343.

8. Blumenthal DT, Won M, Mehta MP, et al. Short delay in initiation of radiotherapy may not affect outcome of patients with glioblastoma: a secondary analysis from the radiation therapy oncology group database［J］. J Clin Oncol. 2009; 27（5）: 733-739.

9. Noel G, Huchet A, Feuvret L, et al. Waiting times before initiation of radiotherapy might not affect outcomes for patients with glioblastoma: a French retrospective analysis of patients treated in the era of concomitant temozolomide and radiotherapy［J］. J Neurooncol. 2012; 109（1）: 167-175.

10. Sun MZ, Oh T, Ivan ME, et al. Survival impact of time to initiation of chemoradiotherapy after resection of newly diagnosed glioblastoma［J］. J Neurosurg. 2015; 122（5）: 1144-1150.

11. Valduvieco I, Verger E, Bruna J, et al. Impact of radiotherapy delay on survival in glioblastoma［J］. Clin Transl Oncol. 2013; 15（4）: 278-282.

12. Graus F, Bruna J, Pardo J, et al. Patterns of care and outcome for patients with glioblastoma diagnosed during 2008-2010 in Spain［J］. Neuro Oncol. 2013; 15（6）: 797-805.

13. Burnet NG, Jena R, Jefferies SJ, et al. Mathematical modelling of survival of glioblastoma patients suggests a role for radiotherapy dose escalation and predicts poorer outcome after delay to start treatment［J］. Clin Oncol（R Coll Radiol）. 2006; 18（2）: 93-103.

14. Wen PY, Weller M, Lee EQ, et al. Glioblastoma in adults: a society for neuro-oncology（SNO）and european society of neuro-oncology（EANO）consensus review on current management and future directions［J］. Neuro Oncol. 2020; 22（8）: 1073-1113.

15. Minniti G, Niyazi M, Alongi F, et al. Current status and recent advances in reirradiation of glioblastoma. Radiat Oncol. 2021; 16（1）: 36.

16. Wallner KE, Galicich JH, Krol G, et al. Patterns of failure following treatment for glioblastoma multi-

forme and anaplastic astrocytoma［J］. Int J Radiat Oncol Biol Phys. 1989；16（6）：1405-1409.

17. Massey V, Wallner KE. Patterns of second recurrence of malignant astrocytomas［J］. Int J Radiat Oncol Biol Phys. 1990；18（2）：395-398.

18. Cabrera AR, Kirkpatrick JP, Fiveash JB, et al. Radiation therapy for glioblastoma：Executive summary of an American society for radiation oncology evidence-based clinical practice guideline［J］. Pract Radiat Oncol. 2016；6（4）：217-225.

19. Batchelor TT, Betensky RA, Esposito JM, et al. Age-dependent prognostic effects of genetic alterations in glioblastoma［J］. Clin Cancer Res. 2004；10（1 Pt 1）：228-233.

20. Perry JR, Laperriere N, O'Callaghan CJ, et al. Short-course radiation plus temozolomide in elderly patients with glioblastoma［J］. N Engl J Med. 2017；376（11）：1027-1037.

21. Taillia H, Bompaire F, Jacob J, et al. Cognitive evaluation during brain radiotherapy in adults：a simple assessment is possible［J］. Cancer Radiother. 2013；17（5-6）：413-418.

22. Chamberlain MC, Glantz MJ, Chalmers L, et al. Early necrosis following concurrent Temodar and radiotherapy in patients with glioblastoma［J］. J Neurooncol. 2007；82（1）：81-83.

23. Knudsen-Baas KM, Moen G, Fluge O, et al. Pseudoprogression in high-grade glioma［J］. Acta Neurol Scand Suppl. 2013；25（196）：31-37.

24. Wick W, Gorlia T, Bendszus M, et al. Lomustine and bevacizumab in progressive glioblastoma［J］. N Engl J Med. 2017；377（20）：1954-1963.

25. Kim MM, Umemura Y, Leung D. Bevacizumab and glioblastoma：past, present, and future directions［J］. Cancer J. 2018；24（4）：180-186.

26. Niyazi M, Harter PN, Hattingen E, et al. Bevacizumab and radiotherapy for the treatment of glioblastoma：brothers in arms or unholy alliance［J］？Oncotarget. 2016；7（3）：2313-2328.

27. Hu H, Mu Q, Bao Z, et al. Mutational landscape of secondary glioblastoma guides MET-targeted trial in brain tumor［J］. Cell. 2018；175（6）：1665-1678.

28. Ma J, Benitez JA, Li J, et al. Inhibition of nuclear PTEN tyrosine phosphorylation enhances glioma radiation sensitivity through attenuated DNA repair［J］. Cancer Cell. 2019；36（6）：690-691.

PART VI

脑胶质瘤靶向治疗及免疫治疗新进展

脑胶质瘤靶向治疗进展

牟永告

中山大学肿瘤防治中心

尽管测序技术的进步使得对胶质母细胞瘤分子病理机制有了更加全面深入的认识，但是有效的分子靶向治疗研究进展仍然有限。目前，已完成Ⅱ期或Ⅲ期临床试验的GBM靶向治疗药物包括：①靶向VEGF的贝伐珠单抗（bevacizumab）；②靶向BRAFV600突变的维莫非尼（vemurafenib）、达拉非尼（dabrafenib）和曲美替尼（trametinib）；③靶向EGFR扩增的depatuxizumab mafodotin（ABT414）；④靶向FGFR和FGFR-TACC融合基因的AZD4547和Infigratinib（BGJ398）；⑤靶向mTOR的依维莫司（everolimus）和替西罗莫司（temsirolimus）；⑥靶向PI3K的Buparlisib；⑦靶向CD95L的Asunercept；⑧靶向细胞核转运蛋白Exportin 1的Selinexor；⑨多靶点激酶抑制剂卡博替尼（cabozantinib）和瑞戈非尼（regorafenib）等。

多个大型临床研究已经证实，无论对于初发还是复发GBM，贝伐珠单抗均能够延长患者无进展生存期（PFS），但不能延长患者总生存期（OS）。除欧盟以外，包括美国和中国在内的许多国家批准贝伐珠单抗用于治疗复发GBM。我们的研究发现，PDGF/NF-κB/Snail介导的血管内皮细胞间充质转化是贝伐珠单抗治疗失败的重要原因。值得注意的是，许多临床试验将接受了贝伐珠单抗治疗的患者排除在外，因此应在复发GBM患者接受贝伐珠单抗治疗之前考虑将其纳入临床试验。此外，贝伐珠单抗对放射性脑坏死也具有一定疗效。

在一项纳入119例复发GBM患者的Ⅱ期临床研究中，接受瑞戈非尼治疗患者中位生存期（7.4个月）相较于接受洛莫司汀治疗患者中位生存期（5.6个月）显著延长（风险比为0.50，$P=0.0009$）。因此，2020版NCCN中枢神经系统肿瘤指南将瑞戈非尼作为复发GBM治疗选择之一。

靶向BRAFV600突变对于上皮样GBM也有一定疗效，但该型GBM比较少见且诊断时易与间变多形性黄色星形细胞瘤（PAX）混淆。同样，拉罗替尼（larotrectinib）和恩曲替尼（entrectinib）被美国FDA批准治疗存在NTRK融合基因的实体肿瘤，但NTRK融合基因在GBM中并不常见。尽管大多数GBM都存在端粒酶反转录酶（TERT）启动子突变导致的TERT表达升高，但是特异性靶向TERT启动子突变仍比较困难，而TERT在正常细胞中具有一定功能，例如TERT缺失与猫叫综合征相关，因此靶向TERT可能会对正常细胞造成无法预计的毒性。

GBM靶向治疗尚无突破性进展可能有以下原因：较高肿瘤异质性、对肿瘤基因改变认识不足、药物对治疗靶点抑制作用不足、对肿瘤内药物浓度监测不足、肿瘤动态进化等。

GBM较高的肿瘤异质性提示联合靶向治疗可能比单药靶向治疗更为有效。但迄今为止，联合靶向治疗收效甚微且毒副作用更大。然而，在对一些临床试验进行亚组分析时观察到试验药物可能对某些特定患者有效。例如，贝伐珠单抗可能使Proneural亚型的GBM患者生存获益；mTOR抑制剂替西罗莫司联合放疗可能对存在mTOR Ser2448磷酸化的初发MGMT启动子非甲基化GBM患者有效；mTOR抑制剂依维莫司可能延长PTEN缺失GBM患者的生存期而缩短其他GBM患者的生存期。这些发现提示，在全面了解肿瘤分子特征的基础上，选择具有潜在获益可能的患者纳入临床试验将有助于得到阳性结果。

目前，已有一些正在进行的靶向治疗临床试验优化了患者的纳入方式。N2M2试验是一项针对IDH1野生型且MGMT启动子非甲基化GBM患者的开放、多中心Ⅰ/Ⅱa期"雨伞试验"，目的是通过肿瘤的分子特征发现安全且潜在有效的靶向治疗药物，纳入研究的靶向治疗药物有二代ALK抑制剂阿来替尼（alectinib）、MDM2抑制剂idasanutlin、CDK4/6抑制剂帕博西尼（palbociclib）、SHH抑制剂维莫德吉（vismodegib）以及mTOR抑制剂替西罗莫司（temsirolimus）。INSIGhT试验是一项针对IDH1野生型且MGMT启动子非甲基化GBM的适应性平台试验（APT），试验起初将患者随机平均分配到HER2抑制剂来那替尼（neratinib）、CDK4/6抑制剂阿贝西利（abemaciclib）、mTOR/DNA-PK抑制剂CC-115三个试验组以及对照组，试验过程中新纳入的患者分配到各试验组的随机概率会根据各试验组中不同分子特征患者的PFS进行调整，并且疗效差的试验组会退出，新的试验组会加入。类似地，GBM AGILE联盟首先将患者不分类别地随机分配到多个试验组及一个对照组，在试验过程中评估能够预测疗效的分子标志物，并根据这些分子标志物不断调整新纳入患者分配到各试验组的随机概率，使得具有特定分子标志物且具有潜在获益可能的患者逐渐向各试验组聚集，与此同时，疗效差的试验组会退出，新的试验组会加入。

此外，放疗和化疗引起肿瘤DNA损伤仍是除手术以外治疗GBM最为有效的方法。DNA损伤修复（DDR）抑制剂能够抑制肿瘤细胞对放疗和化疗产生的DNA损伤进行修复，从而提高肿瘤对放疗和化疗的敏感性。目前，多项以DDR为治疗靶点的临床试验正在进行，主要靶点包括PARP、ATM、DNA-PK以及Wee1。其中涉及最多的为PARP抑制剂，但PARP抑制剂联合替莫唑胺会加重骨髓抑制。因此，寻找具有GBM特异性的DDR靶点是开展安全有效的DDR抑制剂联合放化疗的关键。

脑胶质瘤代谢治疗进展

胡宏荣

中山大学肿瘤防治中心

近年来，随着代谢组、蛋白质组学及基因组学在神经胶质瘤研究的广泛应用，揭示了胶质瘤是一种代谢异常疾病，同时不仅为胶质瘤诊断与分型提供了新的思路，也为针对胶质瘤代谢来设计药物进行治疗开辟了广阔的前景。

深度测序研究发现在80%的低级别胶质瘤中存在IDH（异柠檬酸脱氢酶）突变，其中95%为IDH1突变。目前针对突变型IDH1的特异性抑制剂的研究已经证明，在体外实验中能够抑制胶质瘤细胞增殖，同时小鼠体内模型中能明显抑制肿瘤形成。这一类的靶向药物中正在进行临床研究的有AGI-5198、AG-881等，但目前这些药物大部分仍在早期临床试验阶段。

针对IDH突变肽段的疫苗研究揭示，IDH突变肽段刺激免疫能够促进抗肿瘤免疫反应，并在有IDH突变的肿瘤中有明显的治疗效果，这为通过免疫调节来治疗IDH突变胶质瘤提出了一种新思路。针对IDH突变肽段的疫苗有NOA-16，RESIST两项临床研究已经开展。另外，AMPLIFY-NEOVAC利用针对IDH突变的多肽联合免疫检察点抑制剂的Ⅰ期临床实验也在进行中。

在IDH突变型胶质瘤中，其特征性的代谢产物D2HG（二羟基戊二酸）不仅引起全局性的表观遗传变化，还能够对胶质瘤细胞中其他的代谢途径进行重编程。NAD^+是细胞中许多重要生化过程中的辅因子，IDH野生型胶质瘤细胞利用NAPRT1介导的Preiss-Handler途径和NAMPT介导的挽救途径合成NAD^+。在IDH突变型的胶质瘤细胞中因产生D2HG，会导致NAPRT1基因启动子CpG岛高甲基化，下调NAPRT1表达，使细胞更依赖NAMPT合成途径，导致细胞对NAMPT抑制更加敏感。因此，NAMPT抑制剂GMX1778和FK866可选择性促进IDH1突变型同时伴有NAPRT1低表达的胶质瘤细胞死亡，并且抑制异种移植瘤生长。胶质瘤形成过程中，细胞内会生成大量的ROS，需要充足的还原型谷胱甘肽（GSH）。IDH突变型胶质瘤细胞更依赖由谷氨酰胺酶（GLS）催化生成GSH，因此，IDH突变的胶质瘤细胞对GLS的抑制特别敏感。GLS抑制剂CB-839能够抑制GLS导致细胞内GSH缺乏，选择性地杀死IDH1突变的胶质瘤细胞。

除了IDH突变引起的特征性代谢改变，胶质瘤细胞同时存在上调的糖酵解和氧化磷酸化。目前许多针对氧化磷酸化的潜在治疗药物，在细胞与动物研究中的疗效已被确定，并且开展了相关的临床研究。

　　二甲双胍是最常用的抗糖尿病药物之一，同时被认为是一种氧化磷酸化抑制剂，在体外和体内中均能抑制胶质瘤细胞增殖和诱导细胞死亡。二甲双胍联合替莫唑胺或放疗正在进行胶质瘤（Ⅱ期）的临床试验。IACS-010759是一种线粒体电子传递链复合物Ⅰ的临床级抑制剂，IACS-010759通过阻断能量产生和核苷酸生物合成能够有效抑制细胞增殖和诱导细胞死亡。Gboxin是一种氧化磷酸化抑制剂，可特异性地抑制原代GBM细胞的生长。Gboxin也是针对具有不同遗传背景胶质瘤的一种潜在药物。在具有EGFR突变或IDH1突变的异种移植瘤生长过程中，使用Gboxin类似物也具有明显抑制效果。

　　随着技术的发展，胶质瘤的研究已经走到了科学前沿，胶质瘤代谢的分子基础图谱已经开始浮现，其中包括阐明肿瘤代谢重编程的一些最关键的机制，同时找到可用于治疗的代谢调控关键点，这对利用胶质瘤代谢特点寻求治疗突破提供了可能。现有的一些重大发现不仅具有潜在的临床应用价值，而且其中正在被转化为临床治疗的方法。相信在胶质瘤未来的研究与治疗中，靶向肿瘤代谢领域将会大放异彩。

脑胶质瘤靶向治疗研究进展

秦　杰　蔡金全

哈尔滨医科大学附属第二医院

胶质瘤是中枢神经系统最常见的原发性恶性肿瘤，其中多形性胶质母细胞瘤（glioblastoma multiforme，GBM）的发病率最高，占46.1%。GBM的预后差，5年生存率不足5%，尽管经过标准的手术和放化疗，仅能延缓GBM的进展，肿瘤不可避免地复发，中位生存期仅为14.5～16.6个月，因此，实施靶向药物治疗可能成为一种可行的改善预后的方案。本文将重点讨论贝伐单抗、Rindopepimut疫苗、IDH抑制剂和伯瑞替尼近两年的研究进展。

一、抗血管生成的靶向药物

贝伐单抗是一种人源化的单克隆抗体，与血管内皮生长因子（vascular endothelial growth factor，VEGF）特异性结合减弱或阻止VEGF与血管内皮细胞表面的VEGFR-1、VEGFR-2结合，并阻断VEGF受体（VEGFR）介导的下游信号转导通路，抑制其生物学活性，减少肿瘤新生血管的形成，使肿瘤生长受限。根据RTOG-0825和AVAglio两个Ⅲ期临床研究表明，对于原发GBM而言，贝伐单抗联用替莫唑胺使患者的无进展生存期延长，但是对总生存期（overallsurvival，OS）的延长并无作用。此外，TAVAREC研究表明替莫唑胺联用贝伐单抗治疗无1p/19q共缺失的复发WHO Ⅱ级和WHO Ⅲ级胶质瘤患者的疗效并不优于替莫唑胺单药治疗。

二、EGFRvⅢ重排疫苗制剂Rindopepimut

表皮生长因子受体三型突变（EGFRvⅢ）使酪氨酸残基磷酸化，产生鸟嘌呤核苷酸的细胞交换因子，因而造成EGFRvⅢ-GBM细胞生长。Rindopepimut疫苗含一个EGFRvⅢ肽，能针对表达EGFRvⅢ重排的GBM产生特异性的免疫应答，从而产生治疗作用。在一项美国的临床Ⅱ期试验（ReACT）研究结果表明，当Rindopepimut与贝伐单抗联合给药时，能针对表达EGFRvⅢ突变的GBM患者产生特异性的免疫应答，改善这些患者的6个月无进展生存率（PFS6）；Rindopepimut疫苗联合贝伐单抗治疗组中患者PFS6为28%（10/36），贝伐单抗单药对照组中PFS6为16%（6/37），并且在Rindopepimut疫苗联合贝伐单抗治疗组中客观缓解率（objective response rate，ORR）

达30%（9/30），而单用贝伐单抗的ORR为18%（6/34）。该试验为胶质瘤的靶向免疫治疗提供了新策略，但由于样本量小需要进一步试验验证其对胶质瘤的治疗益处。

三、异柠檬酸脱氢酶（IDH）突变靶向药物

IDH有IDH1、IDH2和IDH3三种同工酶，是哺乳动物细胞柠檬酸循环过程中的代谢酶，正常情况下催化异柠檬酸氧化脱羧为α-酮戊二酸。IDH突变在少突胶质细胞瘤、星形细胞瘤和继发性胶质母细胞瘤中尤为常见，胶质瘤中IDH1基因突变频率远高于IDH2基因突变，且突变的患者较IDH野生型患者预后好。一项IDH1抑制剂-DS-1001b的Ⅰ期研究结果显示，根据神经肿瘤反应评价标准（Response Assessment in Neuro-Oncology，RANO），影像学上9名无强化的IDH突变胶质瘤患者中2名部分缓解，7名肿瘤稳定；另外29名强化的患者中，1名完全缓解，3名部分缓解，10名肿瘤稳定。但此试验缺乏进一步验证，将其运用临床实践还需要很长时间。

四、Met激酶抑制剂伯瑞替尼

继发性GBM存在PTPRZ1-MET融合基因，此类患者预后差。目前，针对PTPRZ1-MET融合基因设计的MET激酶抑制剂-伯瑞替尼Ⅰ期临床试验显示，根据RANO，在留在试验中的6名继发GBM患者中2名部分缓解，2名病情稳定，2名病情进展。在9名Ⅲ级胶质瘤患者中，5名患者病情稳定，4名患者出现了病情进展；在这项Ⅰ期临床试验中，伯瑞替尼单一疗法证明了其在治疗继发性GBM或Ⅲ级胶质瘤患者中的安全性。中位缓解期和无进展生存期分别为62.5天和80天。伯瑞替尼的出现为复发性胶质瘤的治疗提供了新的治疗策略。目前伯瑞替尼的Ⅱ/Ⅲ期多中心临床试验正在国内开展。

五、结语

综上所述，靶向药物在胶质瘤治疗中取得了一定的效果，但仍缺乏能将其充分运用于临床实践的突破性进展。此外如何避免药物耐药和降低不良反应仍是需要面对的问题，运用多靶点结合与多疗法联合治疗来避免耐药性和提高药物疗效是目前研究的热点，同时也为胶质瘤的治疗提供新策略。随着越来越多分子标记物的发现，我们对胶质瘤发生与发展的机制的认知得到进一步加深，也将会有越来越多的靶向药物被开发来运用于胶质瘤的治疗，胶质瘤的治疗现状也将得以改善。

参 考 文 献

1. Ostrom QT，Gittleman H，Liao P，et al. CBTRUS Statistical Report：Primary brain and other central nervous system tumors diagnosed in the United States in 2010-2014［J］. Neuro Oncol. 2017；19（suppl_5）：v1-v88.
2. 姚瑜、陈凌、陈灵朝，等. 中国中枢神经系统胶质瘤免疫和靶向治疗专家共识［J］. 中华医学杂志.

2018；98（5）：324−331.

3. Lee EQ，Duda DG，Muzikansky A，et al. Phase Ⅰ and biomarker study of plerixafor and bevacizumab in recurrent high-grade glioma［J］. Clin Cancer Res. 2018；24（19）：4643−4649.

4. van den Bent MJ，Klein M，Smits M，et al. Bevacizumab and temozolomide in patients with first recurrence of WHO grade Ⅱ and Ⅲ glioma，without 1p/19q co-deletion（TAVAREC）：a randomised controlled phase 2 EORTC trial［J］. Lancet Oncol. 2018；19（9）：1170−1179.

5. Greenall SA，Donoghue JF，Van Sinderen M，et al. EGFRvⅢ-mediated transactivation of receptor tyrosine kinases in glioma：mechanism and therapeutic implications［J］. Oncogene. 2015；34（41）：5277−5287.

6. Reardon DA，Desjardins A，Vredenburgh JJ，et al. Rindopepimut with bevacizumab for patients with relapsed EGFRvⅢ-expressing glioblastoma（ReACT）：results of a double-blind randomized phase Ⅱ trial［J］. Clin Cancer Res. 2020；26（7）：1586−1594.

7. Hu H，Mu Q，Bao Z，et al. Mutational landscape of secondary glioblastoma guides MET-targeted trial in brain tumor［J］. Cell. 2018；175（6）：1665−1678.

脑胶质瘤免疫治疗进展

何振强　牟永告

中山大学肿瘤防治中心

脑胶质瘤是最常见的神经系统恶性肿瘤，占所有脑恶性肿瘤的80%以上，而其中约50%为WHO Ⅳ级的多形性胶质母细胞瘤（glioblastoma multiforme，GBM）。接受手术加Stupp方案治疗的GBM患者，其5年生存率仍只有9.8%，迫切需要新的治疗手段提高患者的治疗效果。通过调动或刺激机体自身的免疫功能从而抑制或杀伤肿瘤的免疫治疗成为恶性胶质瘤治疗研究领域的新热点。免疫治疗有望成为除传统手术、放疗、化疗等方法以外新的抗胶质瘤策略。免疫治疗可根据其机制的不同分为三大类：主动免疫治疗，被动免疫治疗以及免疫调节治疗。近年来针对GBM免疫治疗的研究均有不同程度的进展。

一、主动免疫治疗

主动免疫治疗指使用胶质瘤相关抗原（glioma associated antigens，GAAs）或者胶质瘤特异性抗原（glioma specific antigens，GSAs）等制成肿瘤疫苗的方法刺激机体的免疫细胞，提高抗肿瘤的免疫反应，如IDH1突变疫苗、EGFRvⅢ疫苗、肿瘤新生抗原制备的疫苗、肿瘤裂解物刺激的树状突细胞疫苗等。针对IDH1 R132H突变的疫苗在IDH1突变的胶质瘤患者中可诱导特异靶向IDH突变的CD4$^+$IFNγ$^+$的T细胞。一项使用EGFRvⅢ肽段与佐剂制作的疫苗Rindopepimut治疗EGFRvⅢ表达阳性的新诊断GBM患者的Ⅱ期临床研究显示患者总生存期优于历史对照，然而随后的大型多中心Ⅲ期临床研究却未见明显效果。两项发表在*Nature*的肿瘤新生抗原制备的个体化疫苗治疗GBM患者的Ⅰ期临床研究显示个体化新生抗原疫苗能诱导患者出现针对新生抗原的特异CD4$^+$T细胞和CD8$^+$T细胞。DC-Vax-L是另一种利用胶质瘤肿瘤裂解物刺激的树状突细胞制备的疫苗，一项Ⅱ期临床研究显示，DC-Vax-L在新诊断GBM患者中有治疗作用，疫苗治疗组患者中位总生存期优于历史对照，达31.4个月；近期一项DC-Vax-L在新诊断GBM患者中进行的大型多中心的双盲、随机、安慰剂对照Ⅲ期临床研究（NCT00045968）报告了初步结果，331名接受疫苗治疗的GBM患者中位生存期为23.1个月。

二、被动免疫治疗

被动免疫治疗一般指过继性细胞免疫治疗（adoptive cell transfer，ACT）是以体外激活、扩增肿瘤特异性的免疫细胞（主要为T细胞）后再回输入病人体内为手段的治疗方法，技术包括细胞因子诱导的杀伤细胞（cytokine induced killer，CIK）、细胞毒性T细胞（cytotoxic T lymphocyte，CTL）、肿瘤浸润性淋巴细胞（tumor-infiltrating lymphocyte，TIL）、T细胞受体基因工程改造T细胞（T cell receptor-gene engineered T cells，TCR-T）和嵌合型抗原受体T细胞（chimeric antigen receptor T cell，CAR-T）等。韩国三星医学中心主导的一项Ⅲ期临床研究探索了CIK治疗在新诊断GBM患者中的作用；研究入组180例患者，CIK治疗组91例，对照组89例；结果显示CIK治疗组中位PFS为8.1个月，较对照组的5.4个月明显改善（$P = 0.0401$），中位总生存期改善则未达到显著性差异。宾夕法尼亚大学和诺华医学研究所合作的一项以EGFRvⅢ为靶向抗原的CAR-T治疗复发胶质母细胞瘤的Ⅰ期临床试验（NCT02209376）中，10例复发GBM患者接受了外周输注靶向EGFRvⅢ的CAR-T，安全性在可以接受的范围，患者的中位总生存期为8个月。基因修饰后的CAR-T细胞外周静脉输注后成功地迁移并渗入GBM的肿瘤组织中。但是输注CAR-T细胞后GBM肿瘤中IDO、PD-L1、FoxP3、IL-10、TDO、TGF-β等免疫抑制相关分子反而表达上调，提示免疫抑制的肿瘤微环境可能是影响CAR-T免疫治疗疗效的主要因素之一。另外还有以IL-13 Rα2与HER2作为靶点的CAR-T治疗在研究探索中。

三、免疫调节治疗

免疫调节治疗主要指包括以抗PD-1/PD-L1抗体为代表的免疫检查点抑制剂等，通过靶向某些免疫相关的分子以抑制特定的造成免疫抑制的分子与通路，提高抗肿瘤免疫反应水平的治疗方法。尽管一项在复发GBM患者中对比纳武单抗（PD-1抗体）与贝伐单抗的Ⅲ期临床研究显示PD-1抗体未能延长复发GBM患者的总生存期，近期两项Ⅱ期临床研究探索了PD-1抗体药物在GBM新辅助治疗中的作用，显示术前新辅助应用PD-1抗体治疗可以刺激肿瘤微环境内T细胞的浸润，诱导机体的免疫反应，提高GBM患者的总生存期。更多的临床研究正在探索利用免疫检查点抑制剂结合放疗或其他治疗手段的治疗作用。

四、胶质瘤免疫微环境

尽管近几年免疫治疗的研究进展良多，胶质瘤的免疫治疗仍面临着不少挑战，其中最主要的是胶质瘤免疫抑制的微环境。胶质母细胞瘤的微环中存在大量TGF-β、L10、IDO等免疫抑制因子，被认为能制造明显的抑制免疫反应的肿瘤微环境。寻找如何逆转胶质瘤免疫抑制微环境，可能是提高当前胶质瘤免疫治疗效果、提高患者生存期的有效方法。

脑胶质母细胞瘤免疫治疗新进展

阳天睿　王雅宁　王　裕

中国医学科学院北京协和医院

多形性胶质母细胞瘤（glioblastoma multiforme，GBM）占所有颅内原发恶性肿瘤的45.6%，是成人最常见的中枢神经系统原发恶性肿瘤。目前GBM标准治疗方案（Stupp方案）包括：最大安全范围的手术切除、替莫唑胺（temozolomide，TMZ）同步放化疗、TMZ辅助化疗。但在标准治疗后，患者的预后仍然较差，中位生存期约14.4个月，5年生存率低于10%，且复发率接近100%。近10年以来，尽管对胶质母细胞瘤的发生、发展机制有了更深入的研究，但临床治疗效果仍然不佳。因此，探索新治疗方案具有重要意义。

近年来免疫治疗在多种肿瘤治疗上取得令人瞩目的研究进展。免疫治疗是指通过主动或被动的方法调动机体免疫系统，抑制肿瘤细胞增生、诱导肿瘤细胞凋亡，从而发挥治疗效果。主要包括溶瘤病毒、多肽疫苗、细胞免疫疗法（树突细胞疫苗、过继免疫细胞治疗等）、免疫检查点抑制剂等。免疫治疗在临床研究虽已取得突破性进展，但由于颅内中枢神经系统肿瘤的特殊性，脑胶质瘤的免疫治疗仍面临重重挑战。目前已公布结果的7项脑胶质瘤免疫治疗Ⅲ期临床试验均宣告失败（其中DCVax试验公布初步结果后中止），部分Ⅰ期、Ⅱ期临床试验取得生存获益，但总体趋势上临床治疗效果不尽如人意。本文主要回顾脑胶质瘤免疫治疗的Ⅲ期及重要临床试验结果，分析其治疗失败的原因，并针对脑胶质瘤中免疫治疗的独特挑战，提出免疫治疗发展方向。深入了解和阐述免疫治疗在脑胶质瘤治疗中的应用及相关问题，有助于在今后的临床和基础研究中制定相关治疗策略。

一、溶瘤病毒

病毒经过基因修饰或重组后可特异性靶向肿瘤细胞，在其内复制、攻击并导致细胞裂解。病毒还具有免疫原性，可激活免疫系统，增强肿瘤抗原提呈，诱导免疫反应，提供针对胶质瘤的长期免疫保护。目前胶质瘤临床研究中使用的病毒种类多样，包括腺病毒（如DNX-2401、ADV-TK等）、风疹病毒（如MV-CEA等）、单纯疱疹病毒（如HSV G207等）、重组非致病性脊髓灰质炎－鼻病毒嵌合体（PVSRIPO）、反转录病毒（如TOCA 511）等。PVSRIPO的Ⅰ期临床试验表示，对部分复发GBM患者具有明显的生存获益。目前多个PVSRIPO临床研究也已开展，如Ⅰ期PVSRIPO联用阿特丽珠单抗治疗复发GBM、Ⅰ期PVSRIPO治疗复发高级别胶质瘤以及Ⅱ期PVSRIPO治疗复发GBM。DNX-2401、Ad-RTS-hIL-12等病毒疗法也公布了Ⅰ期、Ⅱ期临床试验结果，并显示有部分生存获益。

1. VB-111　VB-111为非复制腺病毒，从抗血管生成、诱导肿瘤免疫应答两方面共同发挥效果。与VB-111单药治疗组相比，VB-111治疗至复发后加用贝伐单抗组中生存明显获益。与贝伐单抗单药治疗的历史数据相比，VB-111治疗至复发后加用贝伐单抗后OS-12可翻倍（24% vs 57%）。根据这些乐观的结果，研究者开展了Ⅲ期临床试验（GLOBE），针对复发GBM患者，比较VB-111联用贝伐单抗，与贝伐单抗单药治疗的效果。mOS在联合治疗组与贝伐对照组中分别为6.8个月、7.9个月；mPFS分别为3.4个月、3.7个月；OS-12分别为25.3%、24.9%；ORR分别为27.3%、21.9%。尽管如此，联合治疗组有7名患者产生完全应答，对照组有2位患者完全应答。进一步分析显示，在肿瘤体积较小（<15mm³）或注射后发生发热的患者中，生存期有延长趋势。

GLOBE Ⅲ期临床试验中VB-111与贝伐单抗联用而非单用。Ⅱ期临床中也有VB-111联用贝伐单抗的治疗臂，但在Ⅲ期临床设计时，Ⅱ期的治疗结果尚不明确。进一步小鼠模型表明，联用贝伐单抗会降低VB-111的抗肿瘤活性，这也提示了GLOBE试验的设计存在缺陷。虽然贝伐单抗和VB-111都具有抗血管生成作用，但具体机制并不同。贝伐单抗靶向抑制VEGF，而VB-111直接破坏血管并激起免疫反应。贝伐单抗可以通过多个机制干扰VB-111疗效。分子水平上，抑制VEGF所导致的基因表达改变可以抑制VB-111活性。细胞水平上，贝伐单抗抑制了VB-111的靶点——血管生成细胞，在缺乏血管生成细胞的情况下，VB-111失去靶细胞无法起效。组织水平上，贝伐单抗使血脑屏障更严密，可能阻碍了VB-111所招募的免疫细胞迁入肿瘤局部。此外，作为一种免疫疗法，VB-111起效需要一定时间，而贝伐单抗起效相对较快，可以快速从各个方面抑制VB-111活性。

2. TOCA 511　TOCA 511通过反转录病毒载体特异性地向肿瘤细胞内转入胞嘧啶脱氨酶基因，当联用TOCA FC时，可在局部生成5-FU，从而破坏肿瘤细胞。在针对53名复发高级别胶质瘤患者的Ⅰ期临床试验中，mOS为11.9个月，但有部分患者长期存活（OS-48 13.4%）。在该试验包含23名患者的Ⅲ期临床试验亚组中，21.7%的患者产生了长期的完全应答，该亚组中位OS为14.4个月，OS-48为26.1%，部分患者在治疗后52.2个月仍无再次复发。TOCA 511的首个正式Ⅲ期临床试验宣告失败：对经过手术切除的复发高级别胶质瘤患者，实验组接受TOCA 511＋TOCA FC，与标准治疗作对照，发现该治疗方案未延长患者OS（实验组11.1个月，对照组12.2个月）。且次要终点（长期响应、长期临床获益、OS-12）均无有意义的差异。安全性及耐受性与预期相符。但是亚组分析中发现，实验组二次复发后死亡风险降低了57%（中位OS 21.82个月），相当于生存率提高约一倍。尽管总的实验结果令人失望，但其中患有IDH1突变型间变型星形细胞瘤（AA）的患者可从中获益。研究数据的进一步分析表明，肿瘤分子特征、免疫学特征与治疗临床获益有关。其中基因组突变、新抗原负荷与预后较好相关；转录组分析发现肿瘤免疫浸润程度可潜在预测预后；ELISA分析发现治疗期间及治疗后的血中细胞因子峰值可提示治疗响应。

二、抗原肽疫苗

肽疫苗是基于肿瘤特异性抗原或肿瘤相关抗原靶标的多肽序列，具有高度特异性并易于产生抗原，但免疫原性较弱。为了提高免疫原性，可联合免疫佐剂，如KLH、GM-CSF、TD等。但也可疫苗单用或联合其他疗法进行治疗。多肽疫苗包括靶向EGFRvⅢ、IDH、TERT等的单靶点疫苗、多靶点的复合疫苗以及个体化疫苗。靶向EGFRvⅢ位点的Rindopepimut（CDX-110）疫苗，在新诊断GBM患者中单用疫苗或联用替莫唑胺的Ⅱ期临床试验（ACTIVATE，ACTⅡ，ACTⅢ）结果让人较为满意：三者的总体中位PFS为12.3～15.3个月，中位OS为诊断后24个月。联用贝伐单抗的Ⅱ期临床试验REACT也公布可以为患者带来生存获益。由于GBM高异质性、高进化速度等特点，发展单靶点多肽疫苗较为困难。因此目前多靶点肽疫苗、个体化多肽疫苗逐渐得到更多关注。首个个体化多肽疫苗GLIOVAC的Ⅰ期临床试验初步结果显示，6个月总生存期为100%，10个月总生存期为77%，且其Ⅱ期临床试验也已开展。在患者个体特异性的肽疫苗研究中，由美国主导的NEOVAX和由欧洲主导的GAPVAC Ⅰ期临床试验均较为成功。

1. ACTⅣ　Rindopepimut（CDX-110）是靶向EGFRvⅢ的多肽疫苗，由EGFRvⅢ特异性肽段与匙孔血蓝蛋白组成。Ⅲ期临床试验ACTⅣ针对新诊断GBM、存在EGFRvⅢ表达的患者，实验组接受Rindopepimut＋TMZ＋GM-CSF治疗，对照组仅用TMZ＋匙孔血蓝蛋白（不含肽疫苗）治疗。结果显示整体总生存期未延长，治疗组与对照组分别为20.1个月、20.0个月；在微小残余（MRD，手术及化疗后残余肿瘤增强影像上＜2cm^2）患者中，OS两组均为17.4个月，PFS分别为8.0个月、7.4个月；而在有较大残余（SRD，手术及化疗后残余肿瘤增强影像上≥2cm^2）患者中，总生存期分别为14.8个月、14.1个月，PFS两组均为3.7个月。可见不论肿瘤残余量，Rindopepimut均未延长生存时间。

既然MRD与SRD患者的其他基线特征均一致，推测可能并不是最小的肿瘤负担才能使免疫治疗最有效。ACTⅣ对照组中中位OS较历史对照长。由此人们可能推测对照组的生存获益可能与使用匙孔血蓝蛋白（而非无效对照剂）有关，激活了非EGFRvⅢ特异性免疫应答。在小型Ⅱ期临床试验REACT中，也有部分患者使用了匙孔血蓝蛋白作对照，其生存数据并不优于历史数据。由此说明，ACTⅣ中对照组"异常"的生存数据可能由于招募的患者本身风险较低、预后较好。但是，ACTⅣ研究中患者的入选标准和基线特征与rindopepimut先前的Ⅱ期试验相似。总体而言，对照组的生存时间延长尚不能确切解释，还需要探索性的进一步研究。此外，研究者发现，不管是否接受rindopepimut治疗，约有60%患者在复发时丢失EGFRvⅢ表达。既往即使是在标准治疗患者中，EGFRvⅢ丢失也并不少见。本试验患者复发时EGFRvⅢ丢失率可达50%，提示可能只有一半患者才能从rindopepimut中获益，因此在之后的复发GBM研究中，患者需组织活检证实EGFRvⅢ表达才可以入组。且对于后续研究具有提示意义，当分子靶点（如EGFRvⅢ）表达不稳定或易于丢失时，单药治疗有效性会受限，应考虑多靶点共同治疗。

2. PPV personalized peptide vaccination（PPV）肽疫苗是具有个体差异的多靶点疫苗。Ⅲ期临床试验针对HLA-A24＋的复发GBM患者，使用PPV单药治疗，对照组接受安慰剂。试验组和安慰剂对照组OS、PFS均并无明显差别。实验组与对照组OS分别为8.4个月、8.0个月。研究者发现，SART2-93多肽的选择为临床获益的不利因素，选取了SART2-93的患者中位OS为6.6个月，与对照组22.0个月相比明显较短。SART2-93阴性的患者相对OS较长。＜70岁、≤70kg、PS 0-2也都是预后较好的因素。当患者同时具有SART2-93阴性与其余一个预后较好的因素时，生存期可以明显延长。目前SART2-93对患者免疫反应及生存获益的机制尚不明确，需要进一步的研究。

三、树突细胞疫苗

树突细胞（dendritic cell，DC）作为重要的抗原提呈细胞，可将体内肿瘤抗原提呈给CD8＋T细胞和CD4＋T细胞，诱导肿瘤特异性免疫反应。荷载DC的方法包括使用肿瘤相关抗原（TAA）、自体肿瘤裂解物、异体肿瘤裂解物以及肿瘤RNA等。如ICT-107靶向7种抗原肽、AV-GBM-1使用肿瘤裂解物激活，ERADICATE荷载了人巨细胞病毒（CMV）pp65 mRNA。Ⅰ期临床试验中使用6种肿瘤相关抗原荷载DC，在其纳入的17位新诊断GBM、3位复发GBM，1位脑干胶质瘤的患者中，总响应率为33.3%。其中对于新诊断GBM患者，中位PFS为16.9个月，中位OS为38.4个月，说明此疗法初步有效。但肿瘤相关抗原范围过于广泛，目前的研究多采用肿瘤裂解物进行荷载。

DCVAX-L的Ⅲ期临床试验初步结果显示，使用自体肿瘤裂解物荷载的DC疫苗联用TMZ，与单用TMZ相比，可以显著延长新诊断GBM患者PFS及OS。整体中位OS为术后23.1个月，OS-24和OS-36分别为46.2%、25.4%。对于MGMT甲基化的患者，术后中位OS为34.7个月，OS-36为46.4%；而对于MGMT非甲基化患者，术后中位OS为19.8个月，OS-36为11.0%。根据手术切除情况进行分层：进行肿瘤全切除的患者中位OS为25.4个月，OS-36为29.9%；肿瘤部分切除的患者中位OS为21.1个月，OS-36为18.0%。在同时具有MGMT甲基化和全切除的患者中，中位OS达到了36.5个月。此外，还有一小部分患者中位OS显著延长至40.5个月。根据历史对照，仅标准治疗的患者生存期为术后15～17个月，可见DCVAX-L显著延长整体生存时间。

此外，由于免疫治疗起效需要一定时间，其有效性通常体现在生存曲线的"尾部"。从初步数据看，截止到本次数据分析日期，有24.2%患者存活超过术后36个月，且根据KM生存预估中位OS约为88.2个月。可见似乎存活时间超过一定"阈值"的患者可能会拥有异常长的生存时间，这也符合之前对DC疫苗的研究。在Ⅲ期试验中，对于"长尾巴"更确切的分析需要更长的观察时间。但DCVAX试验由于不明原因被无限期暂停，目前无进一步结果报道。

四、过继免疫细胞治疗

嵌合抗原受体（chimeric antigen receptor，CAR）是将靶标抗体的可变区与T细胞信号分子（如CD3）相结合。带有此类融合分子的T细胞（即CAR-T）可不经过机体本身的抗原提呈，直接结合表达有相应抗原的细胞并加以攻击，并激发体内抗肿瘤免疫应答。GBM CAR-T细胞临床试验的常用靶点包括EGFRvⅢ、erbB2/HER2、CD-133以及CMV pp65等。首个CAR-T临床试验采用EGFRvⅢ作为靶点，在此Ⅰ期试验中对10名MGMT非甲基化的复发GBM患者静脉输注CAR-T细胞，总体中位OS为8个月，临床获益并不尽如人意。首个靶向IL-13Rα$_2$的Ⅰ期临床试验纳入了3名复发GBM患者，在术后瘤腔内注射CAR-T细胞。2名患者产生应答。更进一步，Ahmed等使用抗HER2 CAR-T治疗复发GBM，在此Ⅰ期试验中，中位OS为第一次T细胞输注11.1个月和诊断后24.5个月，提示临床获益。CAR-T疗法的主要阻碍如肿瘤的异质性、长时间维持局部CAR-T细胞水平、输注细胞的有效性、治疗靶点丢失等，还需进一步研究攻克。目前CAR-T尚无大规模的Ⅲ期临床试验，对于患者获益的指导意义也尚未明确，但已有个案报道CAR-T可带来较好的临床响应。

五、免疫检查点抑制剂

免疫检查点抑制剂（immune checkpoint inhibitor，ICI）通过抑制共刺激信号，阻断肿瘤源免疫检查点类似分子，解除机体对抗肿瘤免疫反应的抑制，使免疫系统有效活化，进而攻击肿瘤、抑制肿瘤生长。程序性细胞死亡因子1（programmed cell death 1，PD-1）属于CD28/CTLA-4家族，是肿瘤细胞逃离机体免疫杀伤的重要免疫抑制靶点。临床使用的PD-1/PD-L1抗体包括帕博丽珠单抗、纳武单抗、德鲁单抗等，目前，有若干针对GBM的临床研究在进行中。目前PD-1/PD-L1单抗治疗GBM的多个Ⅰ期、Ⅱ期临床试验通过联合治疗、新辅助治疗等，展示出临床疗效。但Ⅲ期临床试验均以失败告终，包括针对复发GBM的checkmate143、checkmate498、checkmate548。

1. checkmate 143　checkmate 143Ⅲ期临床试验比较了复发GBM患者中纳武单抗单药与贝伐单抗的有效性与安全性。纳武单抗实验组与贝伐单抗对照组OS-12均为42%；中位OS分别为9.8个月、10个月；中位PFS分别为1.5个月、3.5个月；ORR分别为8%、23%，中位DR分别为11.1个月、5.3个月；治疗相关不良反应发生率分别为57%、58%。该治疗臂宣告失败并被停止。checkmate 143最初设计是纳武单抗＋ipilimumab联用，同时抑制PD-1和CTLA-4双靶点，但由于联用组不良反应严重被迫中止，后续数据分析只使用了纳武单抗单药治疗组。虽然有研究表示双靶点治疗效果优于单靶点治疗，但需要考虑的还有安全性和耐受性的问题。目前还有其他采用双靶点、双药物方案的临床试验正在进行中（如anti-CTLA-4＋anti-PD-1，anti-PD-1＋anti-IDO，anti-PD-1＋anti-LAG-3，anti-PD-1＋anti-CD-27等），结果值得期待。

由于血脑屏障的存在，阻碍了药物进入肿瘤局部的效率，纳武单抗难以直接进入肿瘤局部，与肿瘤浸润淋巴细胞TIL结合。由此可假设药物起效途径为在纳武单抗在颅外起效，T细胞在外周提高效力后，再迁移到肿瘤局部杀伤肿瘤细胞。但是，GBM微环境中免疫抑制性非常强，仅阻断T细胞的PD-1/PD-L1通路并不足以抵抗肿瘤局部强大的免疫抑制，导致T细胞并未起到预期的杀伤效果。对于纳武单抗难以结合TIL的缺陷，研究者提出后续研究可以在新诊断GBM中进行。新诊断GBM患者中新从外周迁移到肿瘤局部的T细胞比例更高，手术和放疗也有助于打开血脑屏障、释放肿瘤相关抗原、促进TIL向外周释放等，都将有助于纳武单抗的起效。

2. checkmate 498　checkmate 498针对MGMT非甲基化的新诊断GBM患者，使用纳武单抗替代TMZ的疗法，即患者手术后被随机分为两组，实验组纳武单抗＋RT（每2周1次静脉输注纳武单抗，后续每4周1次纳武单抗维持治疗，直到疾病进展或出现不可接受的毒性），对照组TMZ＋RT。本实验未能达到主要终点，实验组与对照组相比未能改善患者的OS。安全性数据与之前的研究结果一致。

3. checkmate 548　checkmate 498针对MGMT甲基化的新诊断GBM患者，对照组使用RT＋TMZ标准治疗，实验组再添加纳武单抗治疗，为纳武单抗＋RT＋TMZ三种疗法的联合。本实验的初步公布结果显示，PFS与TMZ＋RT相比无延长，OS结果未公布。

PD-1/PD-L1单抗的疗效与多种因素相关，包括肿瘤细胞PD-L1表达、肿瘤浸润淋巴细胞（tumor-infiltrating lymphocytes，TIL）、高肿瘤突变负荷（tumor mutation burden，TMB）、高的新抗原负荷、微卫星不稳定性（microsatellite instability，MSI）、DNA错配修复缺陷（mismatch repair deficiency，MMRd）、POLE基因突变等。新辅助治疗作为与以往不同的给药方法，目前的研究中显示出了很好的效果。与接受手术后（PD-1）辅助治疗的患者相比，接受新辅助性帕博丽珠单抗治疗，术后接受持续辅助治疗的患者的总体生存期显著延长（实验组中位OS 13.7个月，对照组中位OS 7.5个月；实验组中位PFS 3.3个月，对照组中位PFS 2.4个月）。且多项证据支持新辅助治疗可增强局部和全身性抗肿瘤免疫反应。

六、胶质瘤免疫治疗临床试验失败主要因素分析

1. 影像学判读差异　根据公布的试验方法，大多临床试验对于影像学判读，采用RANO标准或未具体描述。临床研究已经证实，RANO标准本身在免疫治疗方面的评估可能是不充分的，如对于假性进展的判定、进展后复查的必要性、新病灶的意义、影像学进展后是否继续治疗等方面。使用RANO标准或简单通过MRI影像前后对比来判定肿瘤进展有可能导致过早停止免疫治疗，降低患者可能的获益。经过独立的、跨国界的多学科专家座谈会，iRANO标准更适用于免疫治疗的疗效评估。目前对于胶质

瘤免疫治疗疗效的影像学判定，推荐使用iRANO标准而非RANO（图Ⅵ-5-1）。

2. 治疗方案选择不当　如VB-111的临床试验设计，Ⅱ期试验中已有VB-111＋贝伐单抗治疗臂显示效果不佳，但由于Ⅲ期临床试验的开始早于Ⅱ期结果公布，导致了Ⅲ期临床试验的治疗方式并非最优。这提示到临床试验设计需要仔细斟酌，从前期研究的数据、结果、经验教训中进行进一步的探究。

3. 患者筛选深度不足　在几乎所有试验中，研究者均发现存在一部分患者有更好/差的生存获益。这些各异的因素均提示该免疫疗法的潜在效力，也是Ⅲ期临床试验的重要发现，可以指导进一步研究。为了提高实验效率、使更多患者获益，在此可以推荐使用适应性试验设计，充分检测患者状态，必要时将患者在组间调动，已达到最佳治疗效果。

4. 肿瘤内部异质性高加剧免疫治疗的抵抗　不同的GBM亚型对于TMZ和RT的治疗反应都不尽相同。此外，在91对新诊断-复发GBM的患者中，55%的患者复发时肿瘤的亚型已与新诊断时不同，加剧了对复发肿瘤的治疗难度。此外，即使在同一次诊断的肿瘤中，肿瘤内部也有很强的异质性，免疫治疗后即使消灭了治疗敏感的克隆，肿瘤中还可能存在治疗抵抗的克隆，甚至提高再次治疗的难度。

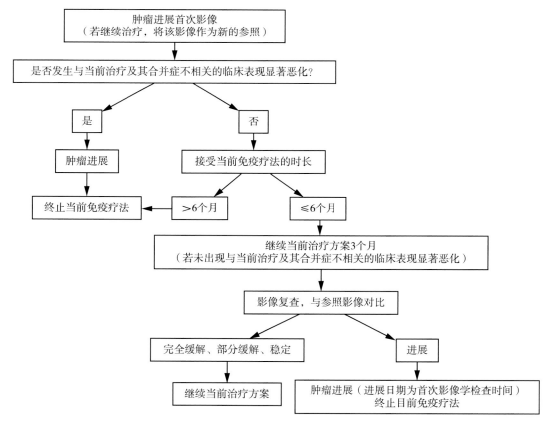

图Ⅵ-5-1　胶质瘤免疫治疗疗效评估流程图（iRANO指南）

5. 肿瘤抗原少，突变负荷低 肿瘤特异性抗原和肿瘤新抗原可以被免疫系统识别，并激发免疫应答，但在GBM中，二者都处于较低的水平。在非CNS肿瘤中，已有研究证实TMB可以作为免疫治疗疗效的独立预测因子。在GBM中，也有超突变患者对抗PD-1治疗应答较好的报道。此外，GBM中的特殊类群患者——mismatch repair system deficiency（MMRD），可以提示更大的免疫治疗潜力。对于GBM MMR系统状态，有研究检测到25%复发GBM中存在MMRD，而新诊断肿瘤中的比例是5%。但是尽管如此，免疫检查点抑制剂单药治疗对于未筛选过的复发GBM患者，仍未显示出临床疗效。这也说明了对特定疗法进行特定患者筛选的重要性。

6. 全身及局部的免疫抑制强 临床前、临床研究都表明GBM会带来全身及局部的免疫抑制。局部免疫抑制与肿瘤微环境中多种因素相关，包括调节T细胞（Treg）、肿瘤相关巨噬细胞（TAM）、肿瘤杀伤T细胞耗竭、抑制性免疫调节分子大量表达等。系统性的免疫抑制限制了外周免疫细胞进入CNS肿瘤局部。TMZ和RT治疗都会加剧系统性的免疫耗竭，抑制记忆T细胞的有效生成，抑制检查点抑制剂等免疫治疗的疗效。糖皮质激素也会降低外周$CD4^+CD8^+$T细胞水平，抑制免疫治疗疗效。糖皮质激素的影响还需进一步研究。

七、胶质瘤免疫治疗未来发展方向与挑战

新兴的免疫治疗领域为胶质母细胞瘤的治疗提供了广阔的前景。溶瘤病毒、多肽疫苗、DC疫苗、CAR-T治疗、检查点抑制剂方面的研究为脑胶质瘤辅助治疗提供了新的治疗思路，有可能改善患者的预后和总生存率。在未来的研究中，需从以往的实验中分析导致免疫治疗失败的因素，进一步改进试验设计及治疗方案。可采用新式临床实验设计，如基于分子标志物的试验设计、适应性试验设计、伞式设计、篮式设计等，通过更"精巧"的临床试验方式对患者进行分组治疗，可以提高数据质量、提高研究效率、使患者拥有更多"获益"的可能性。采用更恰当的治疗方案，如联合多靶点、多种治疗手段、新辅助治疗等，提高治疗效益。在数据分析中，需探索优秀的分子标志物，并筛选潜在获益的患者亚群，促进个体化、精准化治疗。尽管目前Ⅲ期临床试验的有效性尚不尽如人意，但未来更大规模的前瞻性研究可能有助于阐明免疫治疗在脑胶质瘤患者中的作用。

参 考 文 献

1. Ostrom Q. T. CBTRUS Statistical Report: Primary brain and other central nervous system tumors diagnosed in the United States in 2010-2014 [J]. Neuro Oncol. 2017; 19（suppl_5）: v1-v88.
2. Jiang TM，Ma W，Mao Q，et al. CGCG clinical practice guidelines for the management of adult diffuse gliomas [J]. Cancer Lett. 2016; 375（2）: 263-273.
3. Sampson JH. Brain immunology and immunotherapy in brain tumours [J]. Nat Rev Cancer. 2020; 20（1）: 12-25.
4. Foreman PM. Oncolytic Virotherapy for the treatment of malignant glioma [J]. Neurotherapeutics. 2017;

14（2）：333-344.

5. Desjardins A. Recurrent glioblastoma treated with recombinant poliovirus［J］. N Engl J Med. 2018；379（2）：150-161.

6. Frederick F，Lang CC. Phase I study of DNX-2401（Delta-24-RGD）oncolytic adenovirus：replication and immunotherapeutic effects in recurrent malignant glioma［J］. J Clin Oncol. 2018；36：1419-1427.

7. E. Antonio Chiocca JSY. Regulatable interleukin-12 gene therapy in patients with recurrent high-grade glioma：Results of a phase 1 trial［J］. Sci. Transl. Med. 2019；19（2）：1762-1766.

8. Brenner AJ. Safety and efficacy of VB-111，an anti-cancer gene-therapy，in patients with recurrent glioblastoma：results of a phase Ⅰ / Ⅱ study［J］. Neuro Oncol. 2019；25（6）：1920-1923.

9. Cloughesy TF. A randomized controlled phase Ⅲ study of VB-111 combined with bevacizumab vs. bevacizumab monotherapy in patients with recurrent glioblastoma（GLOBE）［J］. Neuro Oncol. 2019；22（10）：1386-1391.

10. Cloughesy TF. Durable complete responses in some recurrent high-grade glioma patients treated with Toca 511 ＋ Toca FC［J］. Neuro Oncol. 2018；20（10）：1383-1392.

11. William P. Accomando，Daniel J. Hogan，Aaron M. Newman，et al. Molecular and immunological signatures are related to clinical benefit from treatment with Vocimagene amiretrorepvec（Toca 511）and 5-fluorocytosine（Toca FC）in patients with glioma［J］. Clin Cancer Res. 2020；26：6176-6186.

12. Elsamadicy AA. Prospect of rindopepimut in the treatment of glioblastoma［J］. Expert Opin Biol Ther. 2017；17（4）：507-513.

13. Sampson JH. Greater chemotherapy-induced lymphopenia enhances tumor-specific immune responses that eliminate EGFRvⅢ-expressing tumor cells in patients with glioblastoma［J］. Neuro Oncol. 2011；13（3）：324-333.

14. Schuster J. A phase Ⅱ，multicenter trial of rindopepimut（CDX-110）in newly diagnosed glioblastoma：the ACT Ⅲ study［J］. Neuro Oncol. 2015；17（6）：854-861.

15. Reardon DA. Rindopepimut with bevacizumab for patients with relapsed EGFRvⅢ-Expressing glioblastoma（ReACT）：results of a double-blind randomized phase Ⅱ trial［J］. Clin Cancer Res. 2020；26（7）：1586-1594.

16. Schijns VE. First clinical results of a personalized immunotherapeutic vaccine against recurrent，incompletely resected，treatment-resistant glioblastoma multiforme（GBM）tumors，based on combined allo-and auto-immune tumor reactivity［J］. Vaccine. 2015；33（23）：2690-2696.

17. Hilf N. Actively personalized vaccination trial for newly diagnosed glioblastoma［J］. Nature. 2019；565（7738）：240-245.

18. Keskin DB. Neoantigen vaccine generates intratumoral T cell responses in phase Ib glioblastoma trial［J］. Nature. 2019；565（7738）：234-239.

19. Weller M. Rindopepimut with temozolomide for patients with newly diagnosed，EGFRvⅢ-expressing glioblastoma（ACT Ⅳ）：a randomised，double-blind，international phase 3 trial［J］. The Lancet Oncology. 2017；18（10）：1373-1385.

20. Narita Y. A randomized，double-blind，phase Ⅲ trial of personalized peptide vaccination for recurrent glioblastoma［J］. Neuro Oncol. 2019；21（3）：348-359.

21. Wen PY. A randomized double-blind placebo-controlled phase Ⅱ trial of dendritic cell vaccine ICT-107 in newly diagnosed patients with glioblastoma［J］. Clin Cancer Res. 2019；26（2）：1762-1767.

22. Phuphanich S. Phase Ⅰ trial of a multi-epitope-pulsed dendritic cell vaccine for patients with newly diag-

nosed glioblastoma [J]. Cancer Immunol Immunother. 2013; 62（1）: 125-135.

23. Parney IF. Allogeneic tumor lysate/ autologous dendritic cell vaccines in newly diagnosed glioblastoma: clinical trial MC1272 [J]. Neuro Oncol. 2016; 18（Suppl. 6）: vi24-vi25.

24. Cuoco JA. Vaccine-based immunotherapeutics for the treatment of glioblastoma: advances, challenges, and future perspectives [J]. World Neurosurg. 2018; 120: 302-315.

25. Chang CN. A phase Ⅰ/Ⅱ clinical trial investigating the adverse and therapeutic effects of a postoperative autologous dendritic cell tumor vaccine in patients with malignant glioma [J]. J Clin Neurosci. 2011; 18（8）: 1048-1054.

26. Liau LM. First results on survival from a large Phase 3 clinical trial of an autologous dendritic cell vaccine in newly diagnosed glioblastoma [J]. J Transl Med. 2018; 16（1）: 142.

27. Brown MP, LM Ebert, T Gargett. Clinical chimeric antigen receptor-T cell therapy: a new and promising treatment modality for glioblastoma [J]. Clin Transl Immunology. 2019; 8（5）: e1050.

28. Vora P. The rational development of CD133-Targeting immunotherapies for glioblastoma [J]. Cell Stem Cell. 2020; 26（6）: 832-844.

29. Weathers SP. Glioblastoma-mediated immune dysfunction limits CMV-specific T cells and therapeutic responses: results from a phase Ⅰ/Ⅱ trial [J]. Clin Cancer Res. 2020; 26（14）: 3565-3577.

30. Stephanie L Goff. Pilot trial of adoptive transfer of chimeric antigen receptor-transduced T cells targeting EGFRvⅢ in patients with glioblastoma [J]. J Immunother. 2019; 42: 126-135.

31. Brown CE. Bioactivity and safety of IL13Ralpha2-redirected chimeric antigen receptor CD8$^+$T cells in patients with recurrent glioblastoma [J]. Clin Cancer Res. 2015; 21（18）: 4062-4072.

32. Ahmed N. HER2-Specific chimeric antigen receptor-modified virus-specific T cells for progressive glioblastoma: a phase Ⅰ dose-escalation trial [J]. JAMA Oncol. 2017; 3（8）: 1094-1101.

33. Brown CE. Regression of glioblastoma after chimeric antigen receptor T-cell therapy [J]. N Engl J Med. 2016; 375（26）: 2561-2569.

34. O'Rourke DM. A single dose of peripherally infused EGFRvⅢ-directed CAR T cells mediates antigen loss and induces adaptive resistance in patients with recurrent glioblastoma [J]. Sci Transl Med. 2017; 9（399）: 968-975.

35. Omuro A. Nivolumab with or without ipilimumab in patients with recurrent glioblastoma: results from exploratory phase Ⅰ cohorts of checkMate 143 [J]. Neuro Oncol. 2018; 20（5）: 674-686.

36. Miller AM, LM DeAngelis. Reevaluation of the frequent use of PD-1 checkpoint inhibitors for treatment of glioblastoma [J]. JAMA. 2020; 323（24）: 2482-2484.

37. Hodges TR. Mutational burden, immune checkpoint expression, and mismatch repair in glioma: implications for immune checkpoint immunotherapy [J]. Neuro Oncol. 2017; 19（8）: 1047-1057.

38. Cancer Genome Atlas Research. Comprehensive genomic characterization defines human glioblastoma genes and core pathways [J]. Nature. 2008; 455（7216）: 1061-1068.

39. Wang X. Challenges and potential of PD-1/PD-L1 checkpoint blockade immunotherapy for glioblastoma [J]. J Exp Clin Cancer Res. 2019; 38（1）: 87.

40. Berghoff AS, M Preusser. Does neoadjuvant anti-PD1 therapy improve glioblastoma outcome [J]? Nat Rev Neurol. 2019; 15（6）: 314-315.

41. Zhao J. Immune and genomic correlates of response to anti-PD-1 immunotherapy in glioblastoma [J]. Nat Med. 2019; 25（3）: 462-469.

42. Cloughesy TF. Neoadjuvant anti-PD-1 immunotherapy promotes a survival benefit with intratumoral and

systemic immune responses in recurrent glioblastoma［J］. Nat Med. 2019；25（3）：477-486.

43. Schalper KA. Neoadjuvant nivolumab modifies the tumor immune microenvironment in resectable glioblastoma［J］. Nat Med. 2019；25（3）：470-476.

44. Wen PY，Chang SM，Van den Bent，et al. Response assessment in neuro-oncology clinical trials［J］. Journal of clinical oncology：official journal of the American Society of Clinical Oncology. 2017；35（21）：2439-2449.

45. Okada H. Immunotherapy response assessment in neuro-oncology：a report of the RANO working group［J］. The Lancet Oncology. 2015；16（15）：e534-e542.

46. Bouffet E. Immune checkpoint inhibition for hypermutant glioblastoma multiforme resulting from germline biallelic mismatch repair deficiency［J］. J Clin Oncol. 2016；34（19）：2206-2211.

47. Jackson CM，J Choi，M Lim. Mechanisms of immunotherapy resistance：lessons from glioblastoma［J］. Nat Immunol. 2019；20（9）：1100-1109.

48. Giles AJ. Dexamethasone-induced immunosuppression：mechanisms and implications for immunotherapy ［J］. J Immunother Cancer. 2018；6（1）：51.

49. Kelly WJ，MR Gilbert. Glucocorticoids and immune checkpoint inhibitors in glioblastoma［J］. J Neurooncol. 2020；19（6）：168-173.

50. Aldape K. Challenges to curing primary brain tumours［J］. Nat Rev Clin Oncol. 2019；16（8）：509-520.

51. Lim M. Current state of immunotherapy for glioblastoma［J］. Nat Rev Clin Oncol. 2018；15（7）：422-442.

52. Hung AL，T Garzon-Muvdi，M Lim. Biomarkers and immunotherapeutic targets in glioblastoma［J］. World Neurosurg. 2017；102：494-506.

53. Lynes JP. Biomarkers for immunotherapy for treatment of glioblastoma［J］. J Immunother Cancer. 2020；8（1）：196-201.

脑胶质瘤的临床免疫治疗：现状与展望

张　伟　李冠璋

首都医科大学附属北京天坛医院

　　脑胶质瘤是成人最常见的原发性颅内恶性肿瘤，占颅内原发恶性肿瘤的80%，是青壮年男性第一位肿瘤死因，给社会和患者家庭带来了沉重的负担。目前脑胶质瘤治疗主要依靠手术切除，术后放疗和化疗等辅助治疗，但是患者预后仍然不理想。

　　免疫治疗是一种具有良好应用前景的新型治疗方法。随着免疫疗法，尤其是免疫检查点抑制剂在其他实体肿瘤中的成功应用，现在人们越来越关注针对脑肿瘤免疫系统的治疗方法。尤其是硬脑膜周围功能淋巴系统的首次发现，使得中枢神经系统"免疫豁免特权"的观点得到修正，推动脑肿瘤的免疫治疗研究继续深入。此外，脑胶质瘤生长可以破坏血脑屏障导致免疫细胞或分子进入增加，这也为脑胶质瘤的免疫治疗提供了理论支持。尽管脑胶质瘤具有"冷肿瘤"的典型特性，但脑胶质瘤的免疫治疗在近年来仍取得了巨大进展，包括免疫检查点抑制剂、嵌合抗原受体T细胞免疫疗法（CAR-T）、溶瘤病毒、肿瘤疫苗等方法不断涌现，而且在Ⅰ期、Ⅱ期临床试验中均表现出令人期待的治疗效果。本文总结了脑胶质瘤领域不断发展而来的多种免疫治疗方式，可以为脑胶质瘤的临床治疗提供全新思路。

一、免疫检查点抑制剂

　　程序性细胞死亡因子1（PD-1）是一种共刺激分子，属于CD28/CTLA-4家族。PD-L1广泛分布于组织中与PD-1结合后通过抑制T细胞、B细胞活性来防止自身免疫疾病的发生，而PD-1/PD-L1是肿瘤细胞逃离机体免疫杀伤的重要免疫抑制靶点。外源性给予靶向抗原提呈细胞或淋巴细胞的免疫检查点的单抗，从而增强淋巴细胞所需的共刺激激活信号或减少共抑制信号，达到调节肿瘤浸润淋巴细胞（TIL）活性的目的。PD-1抑制剂包括纳武单抗（nivolumab）、帕姆单抗（pembrolizumab），PD-L1抑制剂包括阿替珠单抗（atezolizumab）、度伐单抗（durvalumab）、阿维单抗（avelumab）等。

　　目前研究证实，在脑胶质瘤病灶中存在相当数量的肿瘤浸润淋巴细胞，而且与低级别脑胶质瘤相比，GBM中的PD-1/PD-L1表达量明显升高，这成为抗PD-1/PD-L1治疗脑胶质瘤的理论基础。目前，有多项抗PD-1/PD-L1治疗新诊断或复发GBM的临床试验正在进行中。2019年，Kurt A Schalper等给予30名脑胶质母细胞瘤患者尼鲁单抗新辅助治疗，即术前术后均给予纳武单抗治疗。在术后没有常规进行放化疗的情况下，纳武单抗没有为患者带来更长生存期，但是配对测序结果显示纳武单抗显著改善了胶质母细胞瘤内T细胞的浸润及细胞因子转录活性。同期，Timothy F Cloughesy等比较了新辅助治疗（术前术后分别给予帕姆单抗）和辅助治疗（术后给予帕姆单抗）对患者预后的作用。结果显示新辅助治疗显著提升了患者生存期并有效提升了病灶内T细胞浸润及活性。

二、过继性细胞治疗

通过基因编辑技术体外构造并扩增肿瘤抗原靶向性免疫细胞（T细胞、NK细胞、树突状细胞等）后回输给患者。目前主要为CAR-T技术，即通过基因编辑的方法使T细胞表达能够识别肿瘤抗原（TAA/TSA）的嵌合抗原受体，继而活化T细胞并杀伤肿瘤细胞。该方法弥补了TCR难以识别肿瘤细胞的不足，已在B-ALL的治疗中取得了巨大突破。此外还有CAR-NK技术、TCR-T技术、树突细胞疫苗等。

CAR-T技术除在血液病中取得巨大成就外，在脑胶质瘤中也有一定的应用价值。目前脑胶质瘤CAR-T靶点主要围绕EGFRvⅢ、HER2、IL13Ra这三个经典的肿瘤特异性抗原。早在2016年，靶向IL13Ra的CAR-T细胞首次被用于脑胶质瘤的临床试验，患者接受肿瘤原位和心室内注射，注射处病灶以及远隔多发病灶均有一定程度的缩小。然而，由于肿瘤的异质性大，低表达IL13Ra的肿瘤病灶并未得到有效控制，肿瘤很快复发。此后，靶向EGFRvⅢ的CAR-T也没有获得理想的临床效果。

三、肿瘤特异性抗原疫苗

以EGFRvⅢ为治疗靶点的肿瘤特异性抗原疫苗Rindopepimut获美国食品药品监督管理局审批，用于治疗EGFRvⅢ阳性的成年GBM。在Ⅲ期临床试验中，由于该药物无法显著延长患者无进展生存期而被迫终止。

四、肿瘤新抗原疫苗

细胞癌变过程中出现的新抗原、肿瘤细胞异常或过度表达的抗原物质总称为肿瘤新抗原。通过测序的方法筛选单个患者肿瘤特异性突变的蛋白，以外周血单核细胞全外显子测序作为正常对照，将其中能够与MHCⅠ类复合体结合（电脑预测，机器学习）的蛋白质片段或所对应的mRNA或短肽进行人工合成并回输至患者体内，通过激发靶向新抗原的获得性免疫来对肿瘤细胞进行杀伤。

目前，由于新抗原肽的算法仍不成熟，根据肿瘤样本的测序结果推测新抗原肽库的过程比较困难，所以早期针对脑胶质瘤肿瘤特异性抗原（如EGFRvⅢ）的新抗原肽疗法研究较少。此后，随着算法技术的进步，个性化新抗原肽mRNA疫苗或者装载相关新抗原肽的DC细胞疫苗治疗具有较大的发展潜力。2019年Derin B Keskin等对个体化脑胶质瘤新抗原肽疫苗开展Ⅰ期临床试验，患者接受了手术＋新抗原肽＋贝伐珠单抗＋PD-L1单抗治疗。复发或活检样本的测序结果显示，在新抗原肽的作用下，肿瘤特异性T细胞在肿瘤内高度富集。然而，最终所有患者均死于肿瘤复发，研究发现肿瘤内T细胞的活性被肿瘤抑制。总而言之，肿瘤新抗原肽疫苗包括其进一步发展出的DC疫苗在脑胶质瘤治疗上仍有很长的路要走，其发展受限于精准的新抗原肽预测算法，有效的抗原递送，和发展其他调节肿瘤免疫微环境的辅助治疗。

五、细胞因子治疗

如干扰素、白介素治疗等，因副作用较大，现已很少临床应用。

目前，脑胶质瘤的临床免疫治疗存在如下困境：由于血脑屏障和肿瘤内缺氧微环境等因素，常规静脉输注不能顺利地将足量CAR-T递送至病灶，且肿瘤内浸润的免疫细胞也难以活化，突破血脑屏障的阻碍，肿瘤微环境的调节成为提高免疫治疗疗效的关键。此外，GBM是典型的免疫冷肿瘤，常规免疫治疗效果欠佳，如何将冷肿瘤变"热"需要进一步研究。研究发现，高级别脑胶质瘤免疫细胞浸润程度更高，这些浸润的免疫细胞却成为胶质瘤发展的"帮凶"，如何纠正免疫细胞的功能也是脑胶质瘤免疫治疗面临的重要挑战。

围绕这些问题，研究者也提出了一些相应的解决策略，主要包括：①联合治疗策略：越来越多研究证据表明放疗＋过继性细胞治疗、化疗＋免疫检查点＋过继性细胞治疗、RNA疫苗＋过继性细胞治疗均明显优于单一免疫治疗，传统放化疗一方面可以改善肿瘤内新生血管的灌注情况和肿瘤免疫微环境，另一方面能够推动肿瘤突变，产生新的免疫治疗靶点。然而，除上文所述的几种联合治疗的临床研究外，多种联合治疗方法在脑胶质瘤的治疗中还没有相关临床研究。②单药优化策略：以CAR-T技术为首的优化策略正在逐步向临床发展，包括双靶点CAR-T的开发及临床应用有效解决了单靶点CAR-T造成的肿瘤抗原逃逸的现象；肿瘤原位注射替代静脉注射以增加浸润效果并减少副作用；对免疫检查点单抗进行放射性同位素标记以提升疗效；引入特定激活序列促进过继细胞增殖；为过继细胞装载抗体/蛋白递送能力等。

相比血液系统肿瘤，实体肿瘤的临床免疫治疗仍处于初级阶段，脑胶质瘤由于其特殊性，免疫治疗的发展更是困难重重。然而，脑组织相对特殊的免疫环境也为免疫治疗提供了相对对立的环境，如何充分利用这一特点也为免疫治疗提供了新的方向。"冷肿瘤"的大背景提示着选择多个肿瘤相关抗原代替单一肿瘤特异抗原、多方案联合代替单一方案是脑胶质瘤免疫治疗的发展方向。未来，为了提高免疫治疗对脑胶质瘤患者的治疗效果，可能需要进一步增强免疫治疗的特异性或采用联合免疫疗法，围绕常规手术及术前/术后免疫治疗的"免疫治疗＋"模式将为脑胶质瘤患者带来新的希望。

参 考 文 献

1. Louveau A，Smirnov I，Keyes TJ，et al. Structural and functional features of central nervous system lym-

phatic vessels [J]. Nature. 2015; 523 (7560): 337-341.

2. Schalper KA, Rodriguez-Ruiz ME, Diez-Valle R, et al. Neoadjuvant nivolumab modifies the tumor immune microenvironment in resectable glioblastoma [J]. Nat Med. 2019; 25 (3): 470-476.

3. Cloughesy TF, Mochizuki AY, Orpilla JR, et al. Neoadjuvant anti-PD-1 immunotherapy promotes a survival benefit with intratumoral and systemic immune responses in recurrent glioblastoma [J]. Nat Med. 2019; 25 (3): 477-486.

4. Zhai Y, Li G, Jiang T, et al. CAR-armed cell therapy for gliomas [J]. American journal of cancer research. 2019; 9 (12): 2554-2566.

5. Brown CE, Alizadeh D, Starr R, et al. Regression of glioblastoma after chimeric antigen receptor T-cell therapy [J]. N Engl J Med. 2016; 375 (26): 2561-2569.

6. Yang J, Yan J, Liu B. Targeting EGFRv Ⅲ for glioblastoma multiforme [J]. Cancer Lett. 2017; 403: 224-230.

7. Weller M, Butowski N, Tran DD, et al. Rindopepimut with temozolomide for patients with newly diagnosed, EGFRv Ⅲ -expressing glioblastoma (ACT Ⅳ): a randomised, double-blind, international phase 3 trial [J]. Lancet Oncol. 2017; 18 (10): 1373-1385.

8. Keskin DB, Anandappa AJ, Sun J, et al. Neoantigen vaccine generates intratumoral T cell responses in phase Ib glioblastoma trial [J]. Nature. 2019; 565 (7738): 234-239.

9. Jin L, Tao H, Karachi A, et al. CXCR1-or CXCR2-modified CAR T cells co-opt IL-8 for maximal antitumor efficacy in solid tumors [J]. Nat Commun. 2019; 10 (1): 4016.

10. Srivastava S, Furlan SN, Jaeger-Ruckstuhl CA, et al. Immunogenic chemotherapy enhances recruitment of CAR-T cells to lung tumors and improves antitumor efficacy when combined with checkpoint blockade [J]. Cancer Cell. 2020; 28 (1): 2691-2696.

11. Reinhard K, Rengstl B, Oehm P, et al. An RNA vaccine drives expansion and efficacy of claudin-CAR-T cells against solid tumors [J]. Science. 2020; 367 (6476): 446-453.

12. He X, Feng Z, Ma J, et al. Bispecific and split CAR T cells targeting CD13 and TIM3 eradicate acute myeloid leukemia [J]. Blood. 2020; 135 (10): 713-723.

13. Donovan LK, Delaidelli A, Joseph SK, et al. Locoregional delivery of CAR T cells to the cerebrospinal fluid for treatment of metastatic medulloblastoma and ependymoma [J]. Nat Med. 2020; 26 (5): 720-731.

14. Souweidane MM, Kramer K, Pandit-Taskar N, et al. Convection-enhanced delivery for diffuse intrinsic pontine glioma: a single-centre, dose-escalation, phase Ⅰ trial [J]. Lancet Oncol. 2018; 19 (8): 1040-1050.

15. Choi BD, Yu X, Castano AP, et al. CAR-T cells secreting BiTEs circumvent antigen escape without detectable toxicity [J]. Nat Biotechnol. 2019; 37 (9): 1049-1058.

PART VII

脑胶质瘤诊疗新理论新技术展望

诺贝尔奖与胶质瘤研究

陈 婧 胡慧敏

北京市神经外科研究所

诺贝尔奖是奖励重要科技成果和科学家终身成就的重大科学奖，作为一个具有传奇般起源、历世弥久的全球性科学奖，诺贝尔奖的影响力远远超出科学界，至今仍然是最为全球普通民众认知和熟识的科学奖。每年奖项出炉时总能吸引全球媒体和民众的瞩目，甚至成为街谈巷议的话题。能够获得诺贝尔奖青睐的科学成就一般不是最新的研究成果，而是经历过大量后续实验验证或者实践检验的成果，因而获奖时一般距离原创成果的发表已经过去数年甚至数十年。然而一朝获奖，仍能够在科学界重新引起科学家的研究热情并带动一批新的相关研究。

随着人类生活质量的提高和平均寿命的显著延长，癌症逐渐成为危害人类健康的最重大疾病。近年来，诺贝尔奖的生理学或医学奖及化学奖这两个重要奖项的多个获奖成果涉及癌症治疗和研究领域，个别获奖成果甚至开辟了新的肿瘤治疗方法，为人类完全解除癌症威胁投下一缕曙光。本章拟介绍近年来重磅级的诺贝尔奖成果（表Ⅶ-1-1）在

表Ⅶ-1-1 在胶质瘤研究中有重要应用的诺贝尔奖项

年度	奖项	获奖者	获奖理由	本章中的相应参考文献
2011	生理学或医学奖	Bruce A. Beutler, Jules A. Hoffmann, Ralph M. Steinman	免疫激活机制的解释及树突状细胞作用的发现	1；2
2012	生理学或医学奖	John B. Gurdon, Shinya Yamanaka	发现成熟细胞可被重编程变为多能性	3；4
2015	化学奖	Tomas Lindahl, Paul Modrich, Aziz Sancar	DNA修复的机制研究	5
2018	生理学或医学奖	James P. Allison, Tasuku Honjo	发现了抑制负免疫调节的癌症疗法	6～11
2019	生理学或医学奖	William G. Kaelin Jr, Sir Peter J. Ratcliffe, Gregg L. Semenza	发现了细胞如何感知和适应氧气的可用性	12～15

脑胶质瘤机制研究及治疗新手段开发中的应用，希望这些卓越的科学和医学成果与脑胶质瘤研究领域碰撞出的璀璨火花能够启迪更多的研究者。

2011年诺贝尔生理学或医学奖授予美国、法国和加拿大三位免疫学家，表彰他们对免疫系统激活的关键原理的突破性研究彻底更新了人类对免疫系统的认知。三位科学家在天然免疫、获得性免疫激活机制解析树突细胞在其中的作用的研究对开发新的肿瘤疗法有启示意义。中国科学家王晓东评价说：“一些目前用来治疗自身免疫疾病的新药和很多正在开发的免疫治疗癌症的药物，都利用了他们发现的这些机制和原理。”例如树突状细胞（DC）疫苗，就是一个获得性免疫及树突细胞应用于肿瘤治疗的例子。该技术首先分离出患者的外周血单核细胞（包括DC），随后进行离体刺激，然后将自体外周血单核细胞重新输回患者体内。DC疫苗最先应用于前列腺癌的治疗。2011年，一个脑胶质瘤研究团队进行了DC疫苗在治疗胶质母细胞瘤中的应用。在他们设计的包含新确诊的和复发的GBM患者的一期临床试验中，体外培养的患者自体DC可被粒细胞-巨噬细胞集落刺激因子（GM-CSF）和白介素4（IL-4）激活。在皮内注射给药的前一天，患者自体来源的DC细胞暴露于去除了肿瘤细胞的患者自身的肿瘤裂解物。试验结果显示DC疫苗在治疗胶质瘤的应用中安全性很好。而且多个患者在这项临床试验性治疗项目中生存获益。其中间质型胶质母细胞瘤患者从疫苗中获益的时间最长。新确诊的患者与复发患者相比获益更大。该项目后来进行到了三期临床试验。该临床方案被命名为“DCVax®-L”疫苗，并被英国医疗和保健产品管理局（Medicines and Healthcare Products Regulatory Agency，MHRA）颁发“潜力创新药”资质。受到该项临床试验结果的鼓舞，还有多项DC疫苗试验陆续在胶质瘤治疗领域内开展。

2012年诺贝尔奖的生理学或医学奖授予了三位发明了诱导多功能干细胞的杰出科学家。2006年日本京都大学Shinya Yamanaka在世界著名学术杂志《细胞》上率先报道了诱导多能干细胞（induced pluripotent stem cells，iPSCs）的研究。他们把Oct3/4，Sox2、c-Myc和Klf4这四种转录因子基因引入小鼠成纤维细胞，发现可诱导其发生转化，产生的iPS细胞在形态、基因和蛋白表达、表观遗传修饰状态、细胞倍增能力、类胚体和畸形瘤生成能力、分化能力等方面都与胚胎干细胞相似。2012年10月8日，John B. Gurdon与Shinya Yamanaka因此获得诺贝尔生理学或医学奖。与经典的胚胎干细胞技术和体细胞核移植技术不同，iPSCs技术不使用胚胎细胞或卵细胞，因此避免了伦理学问题。此外，利用iPSCs技术可以用病人自己的体细胞制备专有的干细胞，从而大大降低了免疫排斥反应发生的可能性。iPSCs的出现，在干细胞、表观遗传学以及生物医学等研究领域都引起了强烈的反响，使人们对多能性的调控机制有了突破性的新认识，进一步拉近了干细胞和临床疾病治疗的距离。iPSCs在细胞替代性治疗以及发病机制的研究、新药筛选以及神经系统疾病、心血管疾病等临床疾病治疗等方面具有巨大的潜在价值。至今iPSCs技术已经广泛应用于脑胶质瘤研究领域。2021年德国海德堡大学报道了他们的研究成果，研究人员设计了iPSCs，在内源性位点携带一个可诱导的H3.3-K27M等位基因，研究其在人类神经系统不同祖细胞类型中的不同生物学效应，确定了H3K27M驱动弥漫性脑桥胶质瘤（DIPG）肿瘤发展的最易感细胞类型。另有团队利用c-met突变的iPSCs聚集体成功建立了模拟GBM的神经组织样体外模型，用于胶质瘤发生发展的机制研究。

2015年的诺贝尔化学奖授予了三位在"DNA修复的机制研究"中建树非凡的科学家。环境中无处不在的紫外线、致癌化学物质和自由基不断在我们的遗传物质上留下侵蚀痕迹。这些痕迹便是DNA的损伤。DNA损伤的累积或者DNA上关键序列的损伤都是癌症的直接诱因。对脑胶质瘤的发生进展和化疗影响最大的主要有两种DNA损伤效应机制：一种是DNA聚合酶和错配修复基因的缺陷导致的DNA损伤累积，另外一种是化疗药物替莫唑胺的使用导致的$G:C>A:T$突变累积。DNA错配修复的缺陷导致一些调控重要癌症通路的关键分子发生突变，从而导致多种癌症通路的失控，这是肿瘤发生的主要驱动因素。此外，在肿瘤的恶化和进展过程中，DNA损伤修复缺陷增加了肿瘤亚克隆的数量和种类，使部分肿瘤细胞可以逃避化疗带来的生存压力，在治疗手段发起的对肿瘤的攻势中暗地潜伏下来，并且利用损伤DNA的积累不断"进化"，最终形成生存优势，发展成为导致肿瘤恶化的主力。在胶质瘤的免疫治疗中，DNA损伤的积累程度是预判免疫治疗效果的重要因素。大量研究揭示DNA损伤的累积与肿瘤中超突变及新抗原的含量有关，而后两者的发生率越高则预示着对免疫治疗的反应越强。

2018年诺贝尔奖的生理学或医学奖被两位免疫学家摘得，以表彰他们在发现负性免疫调节治疗癌症方面的贡献。Allison和Honjo研究了抑制免疫反应的免疫系统组分CTLA-4和PD-1，两者都是免疫检查点，是复杂的免疫系统检查和平衡网络的重要组分，它们确保免疫反应不过于强烈。但是肿瘤细胞强行控制了CTLA-4和PD-1的检查点功能，从而逃避人体免疫系统的监测识别和破坏清除。Allison和Honjo的研究转化成为临床治疗的速度引人瞩目。它强调了基础科学研究的价值及其改进肿瘤治疗的方式。进一步改善患者反应和防止肿瘤复发的研究工作正在进行之中，但免疫疗法给患者带来了前所未有的希望，使得治疗肿瘤成为可能。负性免疫调节在胶质瘤中的研究现已广泛开展并且取得了长足的进展。

在脑胶质瘤中，当前研究最多也是最重要的免疫检查点是PD-L1、PD-1和CTLA-4等。PD-L1受PI3K-AKT-mTOR通路调节，通过与T细胞表面的PD-1结合，能够抑制细胞毒性T细胞的增殖和功能，而且能够增强调节性T（Treg）细胞的活性。在脑胶质瘤中，小胶质细胞和肿瘤相关巨噬细胞也能够分泌PD-L1，同时还可以刺激肿瘤细胞分泌PD-L1，与PD-1相结合，共同抑制细胞毒性T细胞对肿瘤的杀伤功能。有文献报道，在胶质母细胞瘤中，PD-L1的表达水平明显升高，而且与患者的临床预后显著相关。临床前研究证据表明，阻断PD-1/PD-L1通路可以明显增强小鼠的抗肿瘤免疫功能。在一些PD-1/PD-L1抗体的临床试验中，研究人员观察到了有一部分患者对这些抗体具有显著的反应性。2020年7月发表于*JAMA Oncology*的临床研究报道了研究复发性胶质母细胞瘤患者使用PD-1抑制剂纳武单抗（nivolumab）的第一个临床三期研究。这项研究虽然尚未达到OS的主要终点。但已证明纳武单抗在胶质母细胞瘤患者中的安全性与其他肿瘤类型一致。MGMT甲基化胶质母细胞瘤和未经皮质类固醇治疗的患者可能受益于免疫检查点抑制治疗。

2019年诺贝尔生理学或医学奖授予三位在"发现细胞如何感知和适应氧气供应"方面做出卓越贡献的科学家。20世纪90年代初期，William G，Kaelin Jr，Sir Peter J，Ratcliffe和Gregg L. Semenza发现了缺氧诱导因子（hypoxia inducible factor-1，HIF-1），他们揭示了细胞如何感知氧气浓度变化以及相应的适应性机制，并最终获得了2019年诺贝尔生理学或医学奖。缺氧微环境是影响肿瘤发生发展、侵袭转移及化疗和放疗抵抗的重要因素之一，与患者生存预后密切相关。肿瘤缺氧微环境可影响肿瘤组织基因网络表达调控模式，激活血管生成因子（VEGF）以促进血管的异常增生、诱导免疫抑制因子以促进肿瘤相关巨噬细胞（tumor-associated macrophages，TAMs）M2型极化并逃避免疫监视、促进肿瘤细胞发生上皮-间质转化（epithelial-mesenchymal transition，EMT）以增强放化疗抵抗并促进肿瘤转移。在胶质瘤中，胶质瘤干细胞（glioma stem cells，GSCs）在肿瘤生长、血管生成和治疗抵抗中起着重要作用，缺氧也可以促进非肿瘤细胞和肿瘤细胞的干细胞样状态。胶质瘤相关研究已证明地高辛可抑制缺氧时HIF1α的表达。地高辛可靶向GSCs，主要体现在降低了CD133的表达，减少了神经球的形成。HIF2α特异性抑制剂PT2385治疗复发性胶质瘤的临床实验已经开展。

可见，胶质瘤作为一种难以攻克的恶性肿瘤，本领域的科学家和医学家竭尽所能地去研究它、克服它，在这个艰难的过程中也运用到了诺贝尔奖级的理论或手段。尽管目前人类距离攻克脑胶质瘤等恶性肿瘤还有很长的路要走，但是以诺贝尔奖为代表的人类最优秀的智慧成果的持续涌现让我们对科技的发展、人类克服自然难题和自身疾病的前景依然充满信心。

参 考 文 献

1. 吴昊，王丹红，黄辛. 2011诺贝尔生理学奖解读：解码免疫系统奥秘［J］. 科学时报. 2011；6：176-179.

2. Prins RM. Gene expression profile correlates with T-Cell infiltration and relative survival in glioblastoma patients vaccinated with dendritic cell immunotherapy［J］. Clin Cancer Res. 2011；16：1603-1615.

3. Haag D. H3. 3-K27M drives neural stem cell-specific gliomagenesis in a human iPSC-derived model［J］. Cancer Cell. 2021；doi：10. 1016/j. ccell. 2021. 01. 005.

4. Hwang JW. A novel neuronal organoid model mimicking glioblastoma（GBM）features from induced pluripotent stem cells（iPSC）［J］. Biochim Biophys Acta Gen Subj. 2020；1864：129540.

5. Touat M. Mechanisms and therapeutic implications of hypermutation in gliomas［J］. Nature. 2020；580：517-523.

6. Parsa AT. Loss of tumor suppressor PTEN function increases B7-H1 expression and immunoresistance in glioma［J］. Nat Med. 2007；13；84-88.

7. Vlahovic G，Fecci PE，Reardon D，et al. Programmed death ligand 1（PD-L1）as an immunotherapy target in patients with glioblastoma［J］. Neuro Oncol. 2015；17：1043-1045.

8. Skalniak L. Small-molecule inhibitors of PD-1/PD-L1 immune checkpoint alleviate the PD-L1-induced ex-

haustion of T-cells ［J］. Oncotarget. 2017; 8: 72167-72181.

9. Fernandes M, Brábek J. Cancer, checkpoint inhibitors, and confusion ［J］. Lancet Oncol. 2017; 18: e632.

10. Kwon H, Lin CY, Chung D, et al. Sex as a predictor of response to cancer immunotherapy ［J］. Lancet Oncol. 2018; 19: e379.

11. Reardon DA. Effect of nivolumab vs bevacizumab in patients with recurrent glioblastoma: the checkmate 143 phase 3 randomized clinical trial ［J］. JAMA Oncol. 2020; 6: 1003.

12. Jing X. Role of hypoxia in cancer therapy by regulating the tumor microenvironment ［J］. Mol Cancer. 2019; 18: 157.

13. Gilkes DM, Semenza GL, Wirtz D. Hypoxia and the extracellular matrix: drivers of tumour metastasis ［J］. Nat Rev Cancer. 2014; 430-439.

14. Henze AT, Mazzone M. The impact of hypoxia on tumor-associated macrophages ［J］. J Clin Invest. 2016; 126: 3672-3679.

15. Petrova V, Annicchiarico-Petruzzelli M, Melino G, et al. The hypoxic tumour microenvironment ［J］. Oncogenesis. 2018; 7: 10.

胶质瘤化疗的耐药机制及应对策略

曾　凡　张　莹

北京市神经外科研究所

胶质瘤是一类起源于神经胶质干细胞或前体细胞的颅内肿瘤。WHO指南将胶质瘤分为Ⅳ级，恶性程度最高的为胶质母细胞瘤（glioblastoma，GBM）。作为中枢神经系统内最常见的原发恶性肿瘤，胶质瘤一直是世界范围内神经外科领域待攻克的难题。2005年，一项临床研究结果显示，相较于单纯放疗组，替莫唑胺（temozolomide，TMZ）联合放疗可延长GBM患者的中位生存期和2年生存率。该研究催生了胶质瘤标准治疗Stupp方案，同时也奠定了替莫唑胺在胶质瘤化疗中的一线地位。即使新的治疗方法和药物不断涌现，胶质瘤的预后在近二十年一直未取得实质性进展。标准化的治疗方案，也仅对部分胶质瘤患者有效，且治疗后部分患者极易耐药而复发。胶质瘤化疗的耐药机制至今尚不完全清楚，因此，本文尝试解析胶质瘤化疗的耐药机制及应对策略。

一、耐药机制

1. DNA损伤修复系统　　TMZ属于烷化剂，能较好地通过血脑屏障，进入肿瘤细胞后，TMZ可将甲基附着在鸟嘌呤的O^6和N^7位置、腺嘌呤的N^3位置，从而形成具有细胞毒性的O^6-甲基鸟嘌呤（O^6-MG）、N^7-甲基鸟嘌呤（N^7-MG）和N^3-甲基腺嘌呤（N^3-MA）。这些细胞毒性基团可导致单链和双链DNA断裂，最终引起GBM细胞凋亡。但是，GBM细胞中DNA损伤修复能力增强会使其对TMZ产生耐药性。相关研究主要集中于O^6-甲基鸟嘌呤-DNA甲基转移酶（MGMT）、核苷切除修复（nucleotide excision repair，NER）、DNA错配修复（mismatch repair，MMR）三个方向。MGMT可直接修复O^6-MG，其高表达与胶质瘤的TMZ治疗抵抗密切相关。目前，MGMT启动子高甲基化是GBM患者对TMZ的敏感性强的生物标志物。2020年，Oldrini等发现了一类MGMT融合基因，主要富集于TMZ治疗后复发的胶质瘤患者中。这类融合基因保留了完整的MGMT功能结构域，能引起MGMT基因的高表达，是导致胶质瘤患者产生TMZ耐药的新机制。NER是一种DNA修复机制，与MGMT在肿瘤耐药中的作用是互补的。MGMT只能修复烷基化的鸟嘌呤，防止DNA交联，而NER则可以修复交联后的DNA。2018年，Thanasupawat等报道CTRP8可通过RXFP1-STAT3通路促进GBM细胞的NER，从而导致TMZ耐药。MMR是另一种DNA修复机制，可以拮抗TMZ对GBM细胞的损伤作用。MMR的功能缺失与MMR相关基因（如MSH2、MSH6、MLH1、PMS2）的突变有关，是导致GBM细胞产生TMZ耐药的原因。

2. 多药耐药性（multiple drug resistance，MDR） 肿瘤细胞对一种抗肿瘤药物产生耐药的同时，对其他结构和作用机制完全不同的肿瘤药物敏感性降低，产生耐药的现象，即为MDR。GBM细胞出现MDR的分子机制主要在于MDR相关基因的异常表达而导致肿瘤细胞中化疗药物的积聚减少，药物代谢加快。由ATP-binding cassette（ABC）转运蛋白参与的药物外排是被研究最多的一种MDR机制。ABC转运蛋白超家族是由多个亚基组成的跨膜蛋白，其活性是ATP依赖性的，一个或多个亚基具有ATPase活性，能够通过细胞膜转运不同的底物。已被证实通过该机制引起胶质瘤MDR的蛋白主要有MDR1基因编码的P-糖蛋白（P glycoprotein，P-gp），MDR相关蛋白（multidrug resistance associated protein，MRP）1和3，乳腺癌耐药相关蛋白（breast cancer resistance protein，BCRP）。产生MDR的另一种机制是由谷胱甘肽S转移酶（glutathione S transferase，GST）引起的药物毒性降低。GST可催化亲电物质和谷胱甘肽结合，防止氧损伤，也可与亲脂性药物结合，增加其水溶性，从而降低抗肿瘤药物的细胞毒性。已有研究表明，GST-π与MGMT在卡莫斯汀（一种DNA烷化剂）抵抗的胶质瘤患者中过表达，两者均过表达的患者耐药程度更高；GST-π的rs1695位点的基因型与经放疗联合TMZ化疗的GBM患者的预后相关。

3. 胶质瘤干细胞及异质性 肿瘤干细胞于1997年在造血系统肿瘤中被首次发现并提出。自此，研究者陆续报道了其他恶性肿瘤中的干细胞亚群。胶质瘤干细胞（glioma stem cells，GSCs）多从GBM中分离获得，是一类具有自我更新、肿瘤发生、分化和放化疗耐药能力的肿瘤细胞。GSCs已被证明具有更高的ABC转运蛋白超家族的表达，尤其是P-gp、MRP1和BCRP/ABCG2蛋白的表达，更强的DNA损伤修复能力，更强的转录调控能力和较弱的细胞凋亡能力。事实上，GSCs几乎在每一个生物学水平上都促进了化疗耐药。例如，一些GSCs转录因子通过调节血脑屏障增强肿瘤耐药性。SOX2蛋白在GBM中表达上调，可诱导ABC转运蛋白ABCC3和ABCC6的转录，从而使GSC产生耐药性。此外，ABCG2本身也是GSCs中细胞干性的调节因子。TMZ作为GBM的标准治疗药物，会使CD133$^+$GSCs人群增加，导致一线治疗后的化疗耐药和肿瘤复发。另外，TMZ治疗后，GSCs还诱导组蛋白去甲基化酶KDM5的表达，这是化疗耐药的进一步机制。上述生物学功能导致GSCs对标准的化疗和放疗有很强的抵抗力，即使在原发性肿瘤被切除后，也会导致肿瘤的复发和恶性进展。GSCs是胶质瘤治疗的重要障碍，它们的存在预示着患者不良的预后。

随着测序技术的发展和基因组学的广泛应用，关于肿瘤内部和肿瘤之间异质性的报道越来越多。研究人员提出，肿瘤可能从一个或多个克隆进化而来，并且随着时间的推移，产生的肿瘤可以积累数百个突变，即使相邻的肿瘤细胞可能也非常不同。表观遗传的改变进一步改变了细胞的致瘤潜能，甚至在基因组相同的细胞中也导致了巨大的多样性。这种瘤内异质性对靶向治疗的有效性提出了重大挑战，并导致非靶向克隆产生快速耐药性。例如，50%的复发GBM中仅一半的基因突变和原发GBM中相同。在同一GBM样本中，细胞的MGMT和EGFRvⅢ的表达水平是不同的。甚至在GBM发展过程中分子突变也是不同的。另外，Sottoriva等通过多点取材方法更是证明了同一肿瘤块中也存在多种分子亚型。大规模的基因组学分析显示，分子异质性与胶质瘤恶性程度和治疗效果之间存在显著关联。

4. 肿瘤微环境的改变　肿瘤组织中除了肿瘤细胞还含有很多非肿瘤细胞，如基质细胞、内皮细胞、免疫细胞等，这些细胞与细胞外基质、血管系统、生长因子和缺氧、酸中毒等特定条件共同构成了肿瘤微环境（TME）。这些关键因素在肿瘤中分布不同，显示了同一肿瘤中不同且可变的微环境。而肿瘤微环境也被证明在肿瘤的恶性进展、化疗耐药及复发中扮演着重要角色。Fianco等建立了体外和体内GBM模型，研究发现，在炎症微环境中，细胞凋亡相关蛋白Caspase 8能促进NF-κB转录因子活化，从而增加VEGF、IL-6、IL-8、IL-1β和MCP-1的分泌，增强新生血管和对TMZ的耐药性。GBM具有免疫抑制的微环境特征，尤其是，GSCs可通过分泌细胞因子和趋化因子将免疫抑制细胞招募到TME；反过来，肿瘤相关的免疫抑制细胞会进一步支持GSCs干性和化疗耐药性，逃避宿主的免疫监视。恶性肿瘤的另一个特点是由肿瘤细胞增殖增加而形成的缺氧环境。缺氧环境有助于调节GSCs特性，促进其侵袭性表型的发展；增强了GSCs细胞的干性维持、化疗抵抗和对其他支持肿瘤生长的细胞的募集。抑制凋亡被认为是缺氧促进肿瘤细胞化疗耐药的另一个重要机制。例如，在缺氧条件下，促凋亡蛋白Bad被修饰而不能干扰促肿瘤生长的相关因子表达；而一些抗凋亡蛋白（如Livin）的表达却显著增加。

二、应对策略

1. 分子靶向　随着分子生物学技术的发展和基因测序技术的进步，我们发现了越来越多的导致胶质瘤发病的关键基因和异常分子，并针对这些分子开展靶向药物的研发。"分子靶向"治疗药物主要包括单克隆抗体、小分子化合物等，如血管内皮生长因子受体抑制剂、异柠檬酸脱氢酶突变体抑制剂、血小板源性生长因子受体抑制剂、表观遗传相关分子抑制剂等。贝伐单抗能够特异性地与血管内皮生长因子家族中的成员VEGF-A结合，阻断其下游的信号传导。两项Ⅱ期临床试验表明，贝伐单抗可延长复发胶质母细胞瘤患者的无进展生存期，但是对总体生存期无影响。基于这两项研究，美国FDA批准贝伐单抗用于其他治疗无效的复发胶质母细胞瘤。一项Ⅰ期临床试验发现，MET激酶抑制剂伯瑞替尼对PTPRZ1-MET融合基因阳性的继发性胶质母细胞瘤患者具有治疗意义，患者的中位缓解期和无进展生存期均有提高，该抑制剂的Ⅱ/Ⅲ期多中心临床试验正在开展。异柠檬酸脱氢酶突变被认为是胶质瘤发生的重要原因，该突变体抑制剂已经被批准用于急性髓性白血病的治疗，其胶质瘤相关的临床试验正在开展。

2．免疫治疗　癌症免疫疗法是一个通过激活自身免疫力来对抗肿瘤细胞的过程。目前针对 GBM 的免疫疗法主要有免疫检查点抑制剂、肿瘤疫苗、嵌合型抗原受体 T 细胞（CAR-T）治疗和溶瘤病毒疗法。免疫检查点抑制剂主要包括细胞毒性 T 淋巴细胞相关抗原 4（CTLA-4）抑制剂和程序性死亡蛋白 1（PD-1）抑制剂等，该方法通过靶向特定分子来激活 T 细胞，提高其抗肿瘤作用。肿瘤疫苗包括树状突细胞疫苗、靶向 GBM 特异抗原 EGFRvⅢ或 IL-13Rα2 的疫苗。也有以 EGFRvⅢ为靶点的 CAR-T 治疗研究。溶瘤病毒能够选择性感染肿瘤细胞，在其内复制并杀死肿瘤细胞，同时激活肿瘤细胞的免疫原性，吸引免疫细胞杀死肿瘤细胞。近年来，针对 GBM 的免疫治疗研究很多，但尚未取得较好的成果。未来基于免疫治疗的策略将重点放在标准治疗和不同免疫疗法的组合上，其中最主要的是免疫检查点抑制剂的研究。

综上所述，胶质瘤化疗耐药是多种因素共同参与的复杂过程，可能与 DNA 损伤修复能力异常、肿瘤 MDR 的形成及胶质瘤的固有特性等有关。迄今为止，已有多种新药用于胶质母细胞瘤的临床试验。然而，尚无药物超过 TMZ 的治疗效果。因此，了解胶质瘤化疗的耐药机制，从多基因、多途径寻找新的治疗策略仍然是胶质瘤治疗研究的重要焦点。相信随着人们对胶质瘤固有及获得性耐药机制的深入研究，在不久的将来有望出现更好的治疗选择，最终使胶质瘤患者的合理用药和个体化治疗成为现实。

参 考 文 献

1. Jiang T，Mao Y，Ma W，et al. CGCG clinical practice guidelines for the management of adult diffuse gliomas［J］. Cancer letters. 2016；375（2）：263-273.

2. Stupp R，Mason WP，van den Bent MJ，et al. Radiotherapy plus concomitant and adjuvant temozolomide for glioblastoma［J］. N Engl J Med. 2005；352（10）：987-996.

3. Lee SY. Temozolomide resistance in glioblastoma multiforme［J］. Genes & Diseases. 2016；3：198-210.

4. Hegi ME. MGMT gene silencing and benefit from temozolomide in glioblastoma［J］. N. Engl. J. Med. 2005；352：997-1003.

5. Oldrini B，Vaquero-Siguero N，Mu Q，et al. MGMT genomic rearrangements contribute to chemotherapy resistance in gliomas［J］. Nat Commun. 2020；11（1）：3883.

6. Thanasupawat T，Glogowska A，Burg M，et al. C1q/TNF-related peptide 8（CTRP8）promotes temozolomide resistance in human glioblastoma［J］. Mol Oncol. 2018；12（9）：1464-1479.

7. Wilkens S. Structure and mechanism of ABC transporters［J］. F1000Prime Rep. 2015；7：14.

8. Uribe D，Torres Á，Rocha JD，et al. Multidrug resistance in glioblastoma stem-like cells：Role of the hypoxic microenvironment and adenosine signaling［J］. Mol Aspects Med. 2017；29：55140-55151.

9. Fruehauf JP，Brem H，Brem S，et al. In vitro drug response and molecular markers associated with drug resistance in malignant gliomas［J］. Clin Cancer Res. 2006；12（15）：4523-4532.

10. Pasqualetti F，Gonnelli A，Cantarella M，et al. Association of Glutathione S-Transferase P-1（GSTP-1）rs1695 polymorphism with overall survival in glioblastoma patients treated with combined radio-chemotherapy［J］. Invest New Drugs. 2018；36（2）：340-345.

11. Bonnet D，Dick JE. Human acute myeloid leukemia is organized as a hierarchy that originates from a primitive hematopoietic cell［J］. Nat Med. 1997；3：730-737.

12. Ignatova TN，Kukekov VG，Laywell ED，et al．Human cortical glial tumors contain neural stem-like cells expressing astroglial and neuronal markers in vitro［J］．Glia．2002；39：193-206．

13. Galli R，Binda E，Orfanelli U，et al．Isolation and characterization of tumorigenic，stem-like neural precursors from human glioblastoma［J］．Cancer Res．2004；64：7011-7021．

14. Van Meir EG，Hadjipanayis CG，Norden AD，et al．Exciting new advances in neuro-oncology：the avenue to a cure for malignant glioma［J］．CA Cancer J Clin．2010；60：166-193．

15. Mao L，Whitehead CA，Paradiso L，et al．Enhancement of invadopodia activity in glioma cells by sublethal doses of irradiation and temozolomide［J］．J Neurosurg．2018；129：598-610．

16. Bark H，Choi CH．Psc833，cyclosporine analogue，downregulates mdr1 expression by activating JNK/c-Jun/AP-1 and suppressing NF-κB［J］．Cancer Chemother．Pharmacol．2010；65：1131-1136．

17. Caldera V，Mellai M，Annovazzi L，et al．Mgmt hypermethylation and mdr system in glioblastoma cancer stem cells［J］．Cancer Genom Proteom．2012；9：171-178．

18. Alexander B M，Pinnell N，Wen P Y，et al．Targeting DNA repair and the cell cycle in glioblastoma［J］．J Neurooncol．2012；107：463-477．

19. Atkins RJ，Ng W，Stylli SS，et al．Repair mechanisms help glioblastoma resist treatment［J］．J Clin Neurosci．2015；22：14-20．

20. Jeon HM，Sohn YW，Oh SY，et al．ID4 imparts chemoresistance and cancer stemness to glioma cells by derepressing miR-9*-mediated suppression of SOX2［J］．Cancer Res．2011；71：3410-3421．

21. Wee B，Pietras A，Ozawa T，et al．ABCG2 regulates self-renewal and stem cell marker expression but not tumorigenicity or radiation resistance of glioma cells［J］．Sci Rep．2016；6：25956．

22. Chen J，Li Y，Yu TS，et al．A restricted cell population propagates glioblastoma growth after chemotherapy［J］．Nature．2012；488：522-526．

23. Banelli B，Carra E，Barbieri F，et al．The histone demethylase KDM5A is a key factor for the resistance to temozolomide in glioblastoma［J］．Cell Cycle．2015；14：3418-3429．

24. JF Parkinson，HR Wheeler，A Clarkson，et al．Variation of O（6）-methylguanine-DNA methyltransferase（MGMT）promoter methylation in serial samples in glioblastoma［J］．J Neurooncol．2008；87（1）：71-78．

25. BE Johnson，T Mazor，C Hong，et al．Costello．Mutational analysis reveals the origin and therapy-driven evolution of recurrent glioma［J］．Science．2014；343（6167）：189-193．

26. A Sottoriva，I Spiteri，SG Piccirillo，et al．Intratumor heterogeneity in human glioblastoma reflects cancer evolutionary dynamics［J］．Proc Natl Acad Sci U S A．2013；110（10）：178-183．

27. RG Verhaak，KA Hoadley，E Purdom，et al．Integrated genomic analysis identifies clinically relevant subtypes of glioblastoma characterized by abnormalities in PDGFRA，IDH1，EGFR，and NF1［J］．Cancer Cell．2010；17（1）：98-110．

28. DF Quail，JA Joyce．Microenvironmental regulation of tumor progression and metastasis［J］．Nat Med．2013；19（11）：1423-1437．

29. Fianco G，Mongiardi MP，Levi A，et al．Caspase-8 contributes to angiogenesis and chemotherapy resistance in glioblastoma［J］．Elife．2017；6：1765-1771．

30. Lau EY，Ho NP，Lee TK．Cancer stem cells and their microenvironment：Biology and therapeutic implications［J］．Stem Cells Int．2017；2017：3714190．

31. Uribe D，Torres Á，Rocha JD，et al．Multidrug resistance in glioblastoma stem-like cells：Role of the hypoxic microenvironment and adenosine signaling［J］．Mol Aspects Med．2017；55：140-151．

32. Hsieh CH，Lin YJ，Wu CP，et al. Livin contributes to tumor hypoxia-induced resistance to cytotoxic therapies in glioblastoma multiforme［J］. Clin Cancer Res. 2015；21：460-470.

33. RK Jain，E di Tomaso，DG Duda，et al. Angiogenesis in brain tumours［J］. Nat Rev Neurosci. 2007；8（8）：610-622.

34. TN Kreisl，L Kim，K Moore，et al. Phase Ⅱ trial of singleagent bevacizumab followed by bevacizumab plus irinotecan at tumor progression in recurrent glioblastoma［J］. J Clin Oncol. 2009；27（5）：740-745.

35. HS Friedman，MD Prados，PY Wen，et al. Bevacizumab alone and in combination with irinotecan in recurrent glioblastoma［J］. J Clin Oncol. 2009；27（28）：4733-4740.

36. Hu H，Mu Q，Bao Z，et al. Mutational landscape of secondary glioblastoma guides MET-targeted trial in brain tumor［J］. Cell. 2018；175（6）：1665-1678.

37. B Kaminska，B Czapski，R Guzik，et al. Consequences of IDH1/2 mutations in gliomas and an assessment of inhibitors targeting mutated IDH proteins［J］. Molecules. 2019；24（5）：968.

38. Da Ros M，De Gregorio V，Iorio AL，et al. Glioblastoma chemoresistance：the double play by microenvironment and blood-brain barrier［J］. Int J Mol Sci. 2018；19（10）：2879.

对用于精确胶质瘤研究的组学数据资源和分子图谱的全面综述

赵　征　吴　凡　王志亮

北京市神经外科研究所

　　神经胶质瘤是最常见的原发性恶性脑瘤类型，每年发病率为5.26/10万或每年17 000例新诊断；患者数量预计将随着人口老龄化而增加。基于2016中枢神经系统肿瘤的组织病理学分类，神经胶质瘤诊断分为血管中心性胶质瘤（Ⅰ级），Ⅱ级少突胶质瘤（IDH-mutant & 1p/19q-codeleted）和弥漫性星形细胞胶质瘤（IDH-mutant），Ⅲ级间变少突胶质瘤（IDH-mutant & 1p/19q codeleted）和间变星形细胞胶质瘤（IDH-mutant），最高级胶质母细胞瘤（GBM）和弥漫中线神经胶质瘤（H3K27m-mutant）。尽管组织病理学评分仍然有用，神经胶质瘤患者的预测与分子存在更紧密联系。神经胶质瘤患者通常伴有形态异质性和预后不佳，直接影响患者生活质量和增加家庭负担。尽管在治疗上取得了诸多进步，但仍然无法治愈胶质瘤，最具侵袭性的分型可导致患者几个月内死亡。因此，我们迫切需要更好地了解胶质瘤的病因、病理和分类，以进一步改进目前的治疗方案，并开发新的治疗策略。

　　高通量测序和微阵列技术，即全基因组测序和RNA测序，为以前所未有的高分辨率描绘广泛的基因组信息提供了机会。近年来的技术进步以及基因组测序和微阵列检测成本呈指数下降，使得生物数据资源爆炸式增长。在过去的几年中，基于分子生物标记物的胶质瘤诊断改变了传统的胶质瘤病理分类，使其具有更可重复性和更精确的临床不同亚型。目前，染色体1p和19q臂共缺失和异环酸脱氢酶（IDH）突变作为分子评估，已被纳入标准的胶质瘤诊断和分类。此外，几个关键基因的作用已经被揭示，包括端粒酶反转录酶（TERT），磷酸酶和张力蛋白同源物（PTEN），α地中海贫血/智力迟钝综合征X连锁（ATRX），B-Raf（BRAF）和^{6}O-甲基鸟嘌呤DNA甲基转移酶（MGMT）。由于这些分子图谱，神经胶质瘤的最新分子病理学应反映在诊断评估和治疗策略中。

　　需要大量基于人口的数据源，以准确地描述神经胶质瘤的固有性质。最近的数据收集和综合数据分析（如癌症基因组图谱或中国胶质瘤基因组图谱）揭示了低级别或高级别胶质瘤的基因组图谱。本文综述了目前国内外在精细胶质瘤研究中的数据资源和分子生物标志物。我们希望对现有数据和最近的分子谱进行广泛的概述，可以使研究人员扩展他们在该领域的知识，从而有助于研究新的病理学分类、诊断方法和新颖的治疗方法，从而加快对病因的研究、控制癌症。

一、神经胶质瘤数据资源

最近的高通量技术使研究人员能够广泛地描述基因组状态，包括但不限于基因改变、甲基化修饰和基因表达调控。在过去的十年中，一些基因组计划被启动，加速了对胶质瘤遗传学的全面认识（表Ⅶ-3-1）。使用创新的基因组分析技术有助于研究新的胶质瘤治疗方法、诊断方法和预防策略。在本节中，我们将回顾目前可用的胶质瘤数据资源。

表Ⅶ-3-1　研究中回顾神经胶质瘤数据汇总

Source	Platform	Samples	Histology	Grade	Survival	Ref.
TCGA	Illunima Human Methylation 27K/450K	936	√	√	√	http：//firebrowse.org/
	RNA-seq Hiseq	676	√	√	√	http：//firebrowse.org/
	mRNA Agilent-4502A/Affymetrix UG133A	567	√	√	√	http：//firebrowse.org/
	Human miRNA 8x15K Microarray	565	√	√	√	http：//firebrowse.org/
CGGA	Illunima Human Methylation 27K	151	√	√	√	http：//cgga.org.cn
	RNA-seq Hiseq 2000	325	√	√	√	http：//cgga.org.cn
	mRNA Agilent Whole Human Genome	301	√	√	√	http：//cgga.org.cn
	miRNA Human v2.0 Expression BeadChip	198	√	√	√	http：//cgga.org.cn
Rembrandt	mRNA Affymetrix HG-UG133 Plus 2.0	566	√	√	√	（35）
Ballester LY	Genomic Variants-Next-generation sequencing	342	√	√	×	（36）
Gravendeel	mRNA Affymetrix HG-UG133 Plus 2.0	276	√	√	√	（5）
Ivy GAP	mRNA Affymetrix HG-UG133 Plus 2.0	270	×	×	√	http：//glioblastoma.alleninstitute.org/
Lee Y	mRNA Affymetrix HG-U133A	191	×	×	×	（42）
Phillips	mRNA Affymetrix HG-U133A	100	√	√	√	（43）

1.癌症基因组图谱（TCGA） 2005年，国家卫生研究院（NIH）和国家人类基因组研究所（NHGR）启动了TCGA项目，以生成驱动癌症恶性转化的关键基因组变化的全面多维图谱。TCGA试点项目旨在描述人类癌症中多个"组学"的分子特征，并为研究提供数据资源。胶质瘤作为颅内最常见、最致命的肿瘤，是TCGA研究网络首次研究的肿瘤。目前，它包含来自多个平台的胶质母细胞瘤（GBM）和低级别胶质瘤，包括拷贝数（1090）、DNA甲基化（936）、RNA-seq分析（676）、mRNA微阵列分析（567）、miRNA微阵列分析（565），记录在BROAD FIRE BROWSE数据库（http://firebrowse.org/）。应用DNA拷贝数的综合分析，基因表达和DNA甲基化数据，几个关键基因（如ERBB2 NF1，TP53 PIK3R1和CDKN2A/B）和信号通路（如RTK/RAS/PI3K，p53和CDKN2A）被发现胶质瘤样本中频繁突变，证明这些发现可以扩大对癌症的分子基础的理解。此外，TCGA网络描述的基于基因表达的脑胶质母细胞瘤分子分型分为前神经型、神经型、经典型和间充质型，为靶向治疗的必要性提供了证据。该图谱证实了PDGFRA、IDH1、EGFR和NF1异常导致的GBM分子分层的基因组和转录组角度，这可能为未来的研究提供重要启示。最近，Ceccarelli等利用肿瘤基因组图谱中的1122个全级别胶质瘤进行了最大的多平台基因组分析，以定义与胶质瘤相关的关键基因。在这项研究中，他们鉴定了6个甲基化组和4个RNA表达组，计算了分子相关性，为了解胶质瘤的恶性进展提供了依据。全基因组测序结果显示，ATRX而非TERT启动子突变与端粒长度增加有关，这表明端粒延长的另一种机制。值得注意的是，一组IDH突变型胶质瘤与DNA去甲基化和相对较差的生存相关；IDH野生型胶质瘤的一个亚型与毛细胞星形细胞瘤分子相似，预后良好。这种多组学胶质瘤分析为基因组变化提供了新的视角，强调了DNA甲基化与临床分类的相关性，以及相关的体细胞TERT通路变化与端粒维持。

目前，一些探索性的分析工具和数据库也开发了基于TCGA数据集。cBio癌症基因组学数据库（http://cbioportal.org），开放获取和开源资源，开发了交互式探索癌症基因组数据集和直观的显示数据，如快速查看感兴趣的基因或基因组变异通路和生存和生物网络分析。该数据库目前存储DNA拷贝数变异、甲基化、mRNA和microRNA表达、蛋白质和临床数据。此外，这些TCGA数据集也可以通过定期更新的Broad FireBrowse网站轻松直接下载。这些工具可以快速、直观和高质量地获取癌症基因组学分析和匹配的临床数据，并使研究人员能够将这些有价值的数据转化为生物学见解和临床应用。为了研究TCGA lncRNA的生物学特性，Li等和Zhao等分别开发了TANRIC和Co-LncRNA数据库，极大地促进了lncRNA生物学功能的发现和临床应用。

2. 中国胶质瘤基因组图谱（CGGA） CGGA项目由北京神经外科研究所和中国神经胶质瘤合作小组（CGCG）研究网络主办和支持，于2012年启动，是中国脑图谱计划的一部分。该项目旨在通过高通量生物技术和生物信息学的应用，加速我们对胶质瘤分子基础的理解，特别是对继发性胶质母细胞瘤的理解。本项目旨在编目和发现驱动胶质瘤进展的主要基因组变化，并描述一大批中国胶质瘤的详细基因组特征。

为了分享这一宝贵的资源，CGGA门户网站（http：//cgga.org.cn）作为一个开放获取的平台，用于交互探索多维神经胶质瘤基因组数据集。它目前提供了DNA甲基化微阵列（149个样本）、mRNA微阵列（305个样本）和测序（325个样本）、microRNA微阵列（198个样本）和匹配的临床数据。通过对225份CGGA样本的基因表达谱（agilent microarray）分析，一致平均连锁聚类分析确定了3个主要亚群（G1、G2和G3）（33份）。G1亚型具有较好的临床疗效、年轻和IDH1高频率突变。G3亚型的特点是临床疗效较差、年龄较大、IDH1突变频率较低。G2介于G1和G3亚型，涉及临床结局、年龄和IDH1突变。结合377个CGGA Ⅱ/Ⅲ级胶质瘤的TERT启动子突变和IDH突变，Yang等将胶质瘤分子分类为IDH突变/TERT启动子突变、仅IDH突变、仅TERT启动子突变和IDH野生型/TERT启动子野生型。仅携带TERTp-mut的患者预后最差，而仅携带IDH突变的患者预后较好。本研究表明，结合TERT启动子和IDH突变可以定义胶质瘤亚群，并补充传统的病理诊断标准。为了更方便地使用CGGA项目中的这些RNAseq数据，我们还建立了一个免费的、可在网上访问的、使用方便的数据库（http：//cgga.org.cn：9091/gliomasdb/）。在这个数据库中，目前提供神经胶质瘤恶性进展的数据下载和基因模式分析。

3. 其他数据集　综合多组学、生物信息学分析和临床转化的迅速发展，极大地改变了人们对胶质瘤的认识。在过去的十年里，其他几个神经胶质瘤基因组项目也启动了。

（1）脑瘤分子数据仓库（Rembrandt）：一个癌症临床基因组数据库和在线挖掘和分析平台，旨在通过有效地结合临床信息和基因组特征来更好地理解胶质瘤。Rembrandt包括874个胶质瘤标本，有大约566个基因表达阵列，834个DNA拷贝数阵列和13472个临床数据。它们被允许作为神经胶质瘤医学研究的独立数据集。为了提高胶质瘤分层标准，Gravendeel等对胶质瘤患者进行了基因表达谱分析（Affymetrix HU133 Plus 2.0，$n = 276$）（GSE16011，https：//www.ncbi.nlm.nih.gov/geo/query/acc.cgi?acc = gse16011）。在这项研究中，鉴别出7个不同的分子亚群，并与生存期相关。其中有2个预后良好的亚组（中位生存期大于4.7年），2个中位预后亚组（中位生存期1～4年），2个预后不良的亚组（中位生存期小于1年），1个对照组。这一稳健的内在亚型在其他5个独立数据集上进行了验证，支持基因表达谱是一种有效的神经胶质瘤分类方法的证据。因此，这种分子分类有助于诊断和指导临床决策。

此外，Ballester等对381例原发性胶质瘤的测序结果进行了回顾性分析。这些病例，包括胶质母细胞瘤（$n = 227$），间变星形细胞瘤（$n = 46$），弥漫性星形胶质细胞瘤（$n = 37$），间变少突胶质细胞瘤（$n = 21$）和少突胶质细胞瘤（$n = 11$），被用于鉴定癌症相关基因的突变和扩增。结果显示，最常见的突变基因包括TP53（37.2%）、IDH1（29.4%）、PIK3CA（8%）、PTEN（8%）、EGFR（7.5%）。此外，23%的病例（88/381）在特定组中至少有一个癌症相关基因出现基因组扩增。最常见的扩增基因包括EGFR

（18.0%）、PDGFRA（2.5%）和KIT（1.8%）。这项研究证明了下一代测序在临床环境下发现脑肿瘤基因改变的效用。

（2）分子分析作为一种精确的临床工具：目前，胶质瘤患者的治疗决定主要取决于组织学分类和临床参数。但是，组织学亚组和分级的差异是微妙的，并且围绕着观察者之间的高变异性。近年来，越来越多的证据表明，胶质瘤的分子特征比组织学特征更能预测患者的生存。迄今为止，许多研究利用组织学或临床参数以外的外部信息来建立胶质瘤分子分类器。

（3）IDH突变与染色体1p/19q共缺失：IDH1和IDH2是NADP$^+$依赖的异柠檬酸脱氢酶，催化异柠檬酸氧化脱羧生成α-酮戊二酸（α-KG），并将NADP转化为NADPH。有证据表明，NADP$^+$依赖的异柠檬酸脱氢酶基因IDH1和IDH2的突变与恶性胶质瘤的发病机制密切相关。一般来说，神经胶质瘤患者，存在IDH突变是否具有显著不同的预后。特别是IDH突变，如R132H IDH1基因，通常发现在第二级和第三级（少突神经胶质瘤，星形细胞瘤和继发胶质母细胞瘤），表明IDH突变可能是神经胶质瘤促进发展的早期事件。此外，1号染色体短臂和19号染色体长臂的完全缺失（1p/19q共缺失）是少突胶质细胞瘤的分子遗传特征，它发生在少突胶质细胞瘤发病的早期。1p/19q共缺失发生在大多数WHO Ⅱ型肿瘤中，并已成为少突胶质肿瘤一个有价值的诊断、预后和预测生物标志物。

（4）TERT启动子突变：端粒酶反转录酶（TERT）是端粒酶的催化亚基，编码一种高度专门化的反转录酶。TERT启动子频繁突变（TERTp-mut）已经揭示了TERT在胶质瘤发生中的作用，尤其是在胶质母细胞瘤中。TERT启动子的突变通常发生在两个位点C228T和C250T上，分别位于TERT ATG位点的上游-124和-146bp。TERTp-mut的存在，为Ets/TCF转录因子创建结合位点，与较高的mRNA表达显著相关。越来越多的证据表明，TERTp-mut也影响肿瘤易感性，导致胶质瘤患者预后较差。

（5）MGMT启动子甲基化：该基因启动子的DNA甲基化可能在癌变过程中起重要作用。^6O-甲基鸟嘌呤DNA甲基转移酶（MGMT）是一种编码DNA修复的基因，对基因组的稳定性至关重要。在DNA复制和转录过程中，MGMT基因可以将自然发生的诱变DNA病变^6O-甲基鸟嘌呤还原为鸟嘌呤，防止错配。大量研究表明，MGMT基因的甲基化状态与替莫唑胺的反应密切相关。具体来说，如果启动子被甲基化，反应更有效，否则不敏感，MGMT启动子甲基化在胶质瘤中是一个良好的预测总生存期和无进展生存期的指标。目前，MGMT也被证明是提高基因治疗效率和应用于临床检测的有用工具。

（6）PTPRZ1-MET融合基因：基因重排和随之而来的融合蛋白在肿瘤发生中起着重要作用。我们先前在15%的继发恶性胶质母细胞瘤（sGBM）中发现了涉及蛋白酪氨酸磷酸酶受体Z1（PTPRZ1）和MET原癌基因、受体酪氨酸激酶（MET）基因（ZM融合）的复发性基因融合。在这个融合事件中，PTPRZ1启动子被激活，进一步驱动全长MET的表达，导致MET过表达。ZM融合的患者会表现为更具侵略性的表型。ZM

融合的复发性提示ZM融合与GBM的迁移和侵袭有关，参与PIK3CA信号通路，患者预后较差，研究支持ZM作为GBM治疗的潜在靶点。

二、结束语和未来方向

在过去的几年里，最新发表的生物学数据显示了爆炸式增长，并增加了我们对人类胶质瘤的关键基因组变化的认识。目前，已经开展了多个与胶质瘤相关的基因组项目，如TCGA和CGGA，旨在生成和描绘全面、多维的胶质瘤基因组。这些项目提供了前所未有的、全面的、被研究团体广泛使用的神经胶质瘤数据。为了更好地理解胶质瘤的遗传学，一些研究已经将胶质瘤分类为亚型，并揭示了它们与临床参数的关系，有助于研究新的癌症治疗方法、诊断方法和预防策略。虽然恶性胶质瘤仍然是一种无法治愈的疾病，但由于对这些肿瘤复杂的分子生物学有了更好的理解，治疗方法的选择已经扩大和改进。根据2016年世界卫生组织脑肿瘤组织分类，弥漫性胶质瘤由组织病理学和分子病理学共同定义，特别是分子诊断。目前，胶质瘤中的几个关键基因已被作为预测预后和指导放化疗的生物标志物，如MGMT启动子甲基化。未来的研究还将产生更多的生物胶质瘤数据，可能揭示与治疗肿瘤相关的新的生物标记物。

参 考 文 献

1. Omuro A，DeAngelis LM. Glioblastoma and other malignant gliomas：a clinical review［J］. Jama. 2013；310：1842-1850.
2. Ohgaki H，Kleihues P. Epidemiology and etiology of gliomas［J］. Acta neuropathologica. 2005；109：93-108.
3. Ostrom QT，Gittleman H，Liao P，et al. CBTRUS statistical report：primary brain and other central nervous system tumors diagnosed in the United States in 2010-2014［J］. Neuro-oncology. 2017；19：v1-v88.
4. Louis DN，Perry A，Reifenberger G，et al. The 2016 world health organization classification of tumors of the central nervous system：a summary［J］. Acta neuropathologica. 2016；131：803-820.
5. Gravendeel LA，Kouwenhoven MC，Gevaert O，et al. Intrinsic gene expression profiles of gliomas are a better predictor of survival than histology［J］. Cancer research. 2009；69：9065-9072.
6. Buckner J，Giannini C，Eckel-Passow J，et al. Management of diffuse low-grade gliomas in adults-use of molecular diagnostics［J］. Nature reviews. Neurology. 2017；13：340-351.
7. Zhao S，Cai J，Li J，et al. Bioinformatic profiling identifies a glucose-related risk signature for the malignancy of glioma and the survival of patients［J］. Molecular neurobiology. 2017；54：8203-8210.
8. Arita H，Yamasaki K，Matsushita Y，et al. A combination of TERT promoter mutation and MGMT methylation status predicts clinically relevant subgroups of newly diagnosed glioblastomas［J］. Acta neuropathologica communications. 2016；4：79.
9. Cancer Genome Atlas Research N，Brat DJ，Verhaak RG，et al. Comprehensive，integrative genomic analysis of diffuse lower-grade gliomas［J］. The New England journal of medicine. 2015；372：2481-2498.
10. Verhaak RG，Hoadley KA，Purdom E，et al. Integrated genomic analysis identifies clinically relevant subtypes of glioblastoma characterized by abnormalities in PDGFRA，IDH1，EGFR，and NF1［J］. Can-

cer cell. 2010；17：98−110.

11. Diamandis P，Aldape KD. Insights from molecular profiling of adult glioma［J］. Journal of clinical oncology：official journal of the American Society of Clinical Oncology：JCO2017739516，2017.

12. Yang P，Cai J，Yan W，et al. Classification based on mutations of TERT promoter and IDH characterizes subtypes in grade Ⅱ/Ⅲ gliomas［J］. Neuro Oncol. 2016；21（3）：168−172.

13. Yang P，Cai J，Yan W，et al. Classification based on mutations of TERT promoter and IDH characterizes subtypes in grade Ⅱ/Ⅲ gliomas［J］. Neuro Oncol，2016；18：1099−1108.

14. Huang L，Jiang T，Yuan F，et al. Correlation of chromosomes 1p and 19q status and expressions of ^{6}O-methylguanine DNA methyltransferase（MGMT），p53 and Ki-67 in diffuse gliomas of World Health Organization（WHO）grades Ⅱ and Ⅲ：a clinicopathological study［J］. Neuropathology and applied neurobiology. 2009；35：367−379.

15. Eckel-Passow JE，Lachance DH，Molinaro AM，et al. Glioma groups based on 1p/19q，IDH，and TERT promoter mutations in tumors［J］. The New England journal of medicine. 2015；372：2499−2508.

16. Killela PJ，Reitman ZJ，Jiao Y，et al. TERT promoter mutations occur frequently in gliomas and a subset of tumors derived from cells with low rates of self-renewal［J］. Proceedings of the National Academy of Sciences of the United States of America. 2013；110：6021−6026.

17. Pekmezci M，Rice T，Molinaro AM，et al. Adult infiltrating gliomas with WHO 2016 integrated diagnosis：additional prognostic roles of ATRX and TERT［J］. Acta neuropathologica. 2017；133：1001−1016.

18. Wang SI，Puc J，Li J，et al. Somatic mutations of PTEN in glioblastoma multiforme［J］. Cancer research. 1997；57：4183−4186.

19. Koschmann C，Calinescu AA，Nunez FJ，et al. ATRX loss promotes tumor growth and impairs nonhomologous end joining DNA repair in glioma［J］. Science translational medicine. 2016；8：328−333.

20. Dahiya S，Emnett RJ，Haydon DH，et al. BRAF-V600E mutation in pediatric and adult glioblastoma［J］. Neuro-oncology. 2014；16：318−319.

21. Wick W，Weller M，van den Bent M，et al. MGMT testing—the challenges for biomarker-based glioma treatment［J］. Nature reviews. Neurology. 2014；10：372−385.

22. Frattini V，Trifonov V，Chan JM，et al. The integrated landscape of driver genomic alterations in glioblastoma［J］. Nature genetics. 2013；45：1141−1149.

23. Stratton MR，Campbell PJ，Futreal PA. The cancer genome［J］. Nature. 2009；458：719−724.

24. Brennan CW，Verhaak RG，McKenna A，et al. The somatic genomic landscape of glioblastoma［J］. Cell. 2013；155：462−477.

25. Lee JK，Wang J，Sa JK，et al. Spatiotemporal genomic architecture informs precision oncology in glioblastoma［J］. Nature genetics. 2017；49：594−599.

26. Cancer Genome Atlas Research N. Comprehensive genomic characterization defines human glioblastoma genes and core pathways［J］. Nature. 2008；455：1061−1068.

27. Ceccarelli M，Barthel FP，Malta TM，et al. Molecular profiling reveals biologically discrete subsets and pathways of progression in diffuse glioma［J］. Cell. 2016；164：550−563.

28. Cerami E，Gao J，Dogrusoz U，et al. The cBio cancer genomics portal：an open platform for exploring multidimensional cancer genomics data［J］. Cancer discovery. 2012；2：401−404.

29. Gao J，Aksoy BA，Dogrusoz U，et al. Integrative analysis of complex cancer genomics and clinical profiles using the cBioPortal［J］. Science signaling. 2013；6：pl1.

30. Li J，Han L，Roebuck P，et al. TANRIC：an interactive open platform to explore the function of lncRNAs

in cancer. Cancer research. 2015；75：3728-3737.

31. Zhao Z，Bai J，Wu A，et al. Co-LncRNA：investigating the lncRNA combinatorial effects in GO annotations and KEGG pathways based on human RNA-Seq data. Database：the journal of biological databases and curation 2015.

32. Yan W，Zhang W，You G，et al. Molecular classification of gliomas based on whole genome gene expression：a systematic report of 225 samples from the Chinese Glioma Cooperative Group［J］. Neuro-oncology. 2012；14：1432-1440.

33. Zhao Z，Meng F，Wang W，et al. Comprehensive RNA-seq transcriptomic profiling in the malignant progression of gliomas［J］. Scientific data. 2017；4：170024.

34. Madhavan S，Zenklusen JC，Kotliarov Y，et al. Rembrandt：helping personalized medicine become a reality through integrative translational research［J］. Molecular cancer research. 2019；7：157-167.

35. Ballester LY，Fuller GN，Powell SZ，et al. Retrospective Analysis of molecular and immunohistochemical characterization of 381 primary brain tumors［J］. Journal of neuropathology and experimental neurology. 2017；76：179-188.

36. Ducray F，Marie Y，Sanson M. IDH1 and IDH2 mutations in gliomas［J］. The New England journal of medicine. 2009；360：2248-2249.

37. Yan H，Parsons DW，Jin G，et al. IDH1 and IDH2 mutations in gliomas［J］. The New England journal of medicine. 2009；360：765-773.

38. Vijayakumar V，Liebisch G，Buer B，et al. Integrated multi-omics analysis supports role of lysophosphatidylcholine and related glycerophospholipids in the Lotus japonicus-Glomus intraradices mycorrhizal symbiosis［J］. Plant，cell & environment. 2016；39：393-415.

39. Perry JR，Laperriere N，O'Callaghan CJ，et al. Short-course radiation plus temozolomide in elderly patients with glioblastoma［J］. The New England journal of medicine. 2017；376：1027-1037.

40. Bao ZS，Chen HM，Yang MY，et al. RNA-seq of 272 gliomas revealed a novel，recurrent PTPRZ1-MET fusion transcript in secondary glioblastomas［J］. Genome research. 2014；24：1765-1773.

41. Lee Y，Scheck AC，Cloughesy TF，et al. Gene expression analysis of glioblastomas identifies the major molecular basis for the prognostic benefit of younger age［J］. BMC medical genomics. 2008；1：52-58.

42. Phillips HS，Kharbanda S，Chen R，et al. Molecular subclasses of high-grade glioma predict prognosis，delineate a pattern of disease progression，and resemble stages in neurogenesis［J］. Cancer cell. 2006；9：157-173.

人工智能在脑胶质瘤诊疗中的应用

李一鸣　王引言

首都医科大学附属北京天坛医院

　　脑胶质瘤（glioma）是最常见的脑实质内肿瘤，其恶性程度高、侵袭性强。其中恶性程度最高的胶质母细胞瘤（glioblastoma）即使经过手术与同步放化疗治疗，中位生存期仅14.6个月，5年生存率不足10%。磁共振成像能够无创性地描述疾病组织的形态学特征，是脑胶质瘤的诊疗过程中最重要的无创性检查手段。伴随着计算机技术的发展和影像学研究的进步，人们对磁共振影像的解读也越来越深入。磁共振影像绝不仅仅是图片，而是蕴含了肿瘤分子遗传学信息的数据资料。近年来基于人工智能（artificial intelligence，AI）技术兴起的影像组学和深度学习技术为深入挖掘影像学数据提供了有力的工具。影像组学是指通过既定的公式高通量提取大量影像学特征，将医学图像转换为可挖掘的高维数据，用以辅助临床决策。深度学习技术则是通过卷积神经网络，基于训练的标签与反向传播算法不断调节神经网络的权重，从而个性化地定制特征，进而通过这些个性化定制的特征辅助临床决策（图Ⅶ-4-1）。

一、AI在脑胶质瘤诊断中的应用

　　1. 预测级别　　通过影像预测脑胶质瘤的级别可用于指导患者的治疗策略。Hwan-ho Cho等将285例胶质瘤患者分为试验组和验证组，基于试验组患者的T1加权、T2加权和增强磁共振提取了468个影像组学特征，通过logistic回归算法构建了胶质瘤高低级别的预测模型，模型在试验组和验证组中受试者工作曲线下面积（AUC）分别为0.94和0.90。此外Mohamed A Naser等结合两种卷积神经网络（U-net和Vgg16）构建了脑胶质瘤级别的深度学习预测模型，预测准确率、灵敏度和特异度分别为0.95、0.97和0.98。

　　2. 预测基因信息　　检测脑胶质瘤关键分子标记物的状态对患者的个体化的诊治具有重要意义。特别是IDH与1p/19q这两个分子标记物已被纳入到2016年WHO脑胶质瘤病理分型体系中。Chia-Feng Lu等通过214例来自美国癌症基因组图谱计划（TCGA）数据库的脑胶质瘤患者的磁共振影像提取了上万个影像组学特征，经过特征筛选和机器学习模型构建，在独立验证组中对IDH和1p/19q的预测准确度均达到了80%以上。另外，北京天坛医院江涛教授团队针对这一方向也开展了系列研究，通过影像组学技

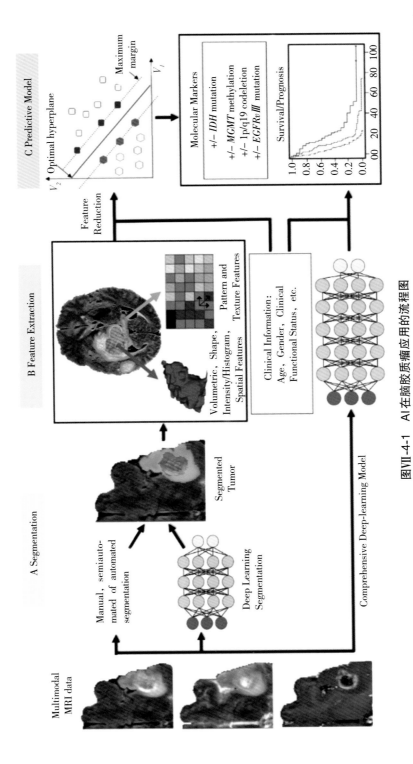

图Ⅶ-4-1　AI在脑胶质瘤应用的流程图

注：A. 多模态磁共振影像在经过预处理后通过人工或自动的方法进行分割；B. 通过影像组学或深度学习技术进行特征提取；C. 基于提取的特征和机器学习算法结合患者的临床信息建立预测模型。

术成功预测了 IDH、EGFR、Ki-67、p53、PTEN 等分子标志物的表达/突变状态，预测准确度达70% ～ 90%。

3. 预测癫痫　大部分低级别胶质瘤患者在疾病过程中会经历肿瘤相关性癫痫。癫痫对患者具有重要的影响，因为癫痫发作可能会产生危及患者生命的并发症，另外抗癫痫药的使用会对患者的认知功能产生长期影响。Zhenyu Liu 等基于影像组学和机器学习技术通过低级别胶质瘤患者的磁共振影像构建了患者术前是否会发生癫痫的个体化预测模型，模型预测效果在训练组中 AUC 达0.88，在独立验证组中 AUC 达0.82。Kai Sun 等通过影像组学技术成功预测了低级别胶质瘤患者术后癫痫的发生情况，通过影像组学特征构建的 Cox 模型在验证组中的一致性指数（C index）为0.68。

4. 鉴别诊断　因治疗策略的不同，脑胶质瘤需和其他大脑半球肿瘤如淋巴瘤、转移癌等进行鉴别。由于某些肿瘤的影像学表现不典型，导致影像学家判读时容易出现错误。而应用 AI 技术能够提高鉴别诊断的准确率。如 Hie Bum Suh 等研究发现，通过影像组学技术和患者的术前磁共振影像能够建立"中枢神经系统淋巴瘤"与"无坏死的非典型胶质母细胞瘤"的鉴别诊断预测模型，模型 AUC 达0.92，高于三位影像学家的人工判读 AUC（分别为0.71，0.76和0.70）。此外，Zenghui Qian 等通过影像组学技术建立了胶质母细胞瘤和脑转移癌的 AI 预测模型，模型预测准确率在验证组中达0.83，高于两位经验丰富的影像学家的人工判读准确率（分别为0.63和0.65）。

二、AI 在脑胶质瘤术前计划中的应用

通过 AI 自动分割脑胶质瘤区域可以帮助医师提示肿瘤位置，并为进一步计算肿瘤体积和术前计划提供依据。近期有研究报道，基于 U-net 的卷积神经网络与110个较低级别胶质瘤患者的 FLAIR 磁共振影像，构建了自动分割模型，Dice 指数达0.84。此外 Yu Wang 等在国际脑胶质瘤分割数据集 BRATS 上通过"wide residual network & pyramid pool network"建立的模型在随机选择的测试数据集中 Dice 指数和灵敏度分别达到了0.91和0.94。未来还需要进一步扩大数据量以及纳入多中心数据，以提高预测模型的精确度和实用价值。

此外，越来越多的研究发现，脑胶质瘤的分子病理对脑胶质瘤的手术策略也有重要的指导作用。例如有学者研究发现，切除程度对恶性弥漫性星形细胞瘤患者预后的影响因其 IDH1 突变情况而异，并指出残余增强的肿瘤组织与 IDH1 野生型患者总生存期降低有关，而残余增强与非增强的肿瘤组织则均与 IDH 1 突变型患者总生存期降低有关；针对 WHO Ⅲ级的间变性少突胶质细胞瘤（IDH 突变、1p/19q 共缺失），肿瘤全切除与部分切除相比，并没有带来明显的生存获益，因此对位于功能区的此类肿瘤可采取相对保守的手术策略。多项国内外研究表明，基于影像组学或深度学习技术可以在手术前较为精确地通过磁共振影像预测脑胶质瘤的分子病理信息，进而可以在术前对患者的手术策略进行指导。随着计算机科学、人工智能技术的发展，通过手术前影像学检查预测肿瘤分子标

志物表达的方法必将逐渐应用于临床，为弥漫性脑胶质瘤的手术及综合治疗提供依据。

三、AI在脑胶质瘤术中计划中的应用

脑胶质瘤呈浸润性生长，因此判断肿瘤与正常脑组织之间的边界非常具有挑战性，而脑胶质瘤的手术原则是最大限度地切除肿瘤的同时最大限度地保护患者的功能。为解决这一问题，Himar Fabelo等通过深度学习分析术中高光谱成像（一种无接触、非电离辐射性、无标签的术中影像模态），使得术中区分肿瘤组织与正常组织的正确率达到了80%。

四、AI在辅助脑胶质瘤病理学诊断中的应用

脑胶质瘤的病理切片可通过切片扫描仪转化为高质量的医学图像文件，通过AI技术实现自动化诊断。如Ker J等通过"Google Inception V3"卷积神经网络分析了50例正常脑组织、45例低级别胶质瘤和59例高级别胶质瘤患者的病理HE染色图片，诊断高级别胶质瘤还是正常脑组织的正确率为100%，诊断低级别胶质瘤还是高级别胶质瘤的正确率为98%。AI技术也可以通过迅速分割出肿瘤有丝分裂区域，进而帮助病理科医师做出诊断，提高诊断效率。在未来，AI或许可能会根据患者的治疗反应和预后定义新的病理类型。

五、AI在脑胶质瘤术后辅助治疗中的应用

如何鉴别脑胶质瘤术后放化疗后产生的放射性坏死、假性进展和肿瘤复发是一个极具挑战性的问题。这个任务对于普通的磁共振来说是很困难的，所以很多先进的影像学技术被应用于该任务，包括波谱磁共振、灌注磁共振和PET，但效果均不显著。Xintao Hu等通过影像组学技术在31例脑胶质瘤患者中构建了假性进展和肿瘤复发的预测模型，预测模型的灵敏度、特异度和AUC分别为0.90、0.94和0.94。Bum-Sup Jang等则通过卷积神经网络在更大的数据集中建立了假性进展和肿瘤复发的预测模型，模型在独立验证组中的AUC为0.83。

六、AI在脑胶质瘤预测预后中的应用

近期有大量关于通过AI预测脑胶质瘤患者生存期的研究。如Xing Liu等基于影像组学技术与中国CGGA数据库中患者的术前影像建立了较低级别胶质瘤患者无进展生存期的预测模型，模型在独立验证组（美国TCGA数据库）中的预测一致性指数达0.82。W Han等将来自当地医院的50例高级别胶质瘤患者作为训练组，128例来自TCGA数据库的高级别胶质瘤患者作为独立验证组。结合影像组学与深度迁移学习技术在训练组中构建了总生存期的预测模型，模型能够将患者分为高低风险组，两组之

间的生存期无论在训练组（$P < 0.001$，log-rank检验）还是验证组（$P = 0.014$，log-rank检验）均存在显著差异。在未来AI将整合更多来自不同领域的数据（如临床数据、影像学数据、病理学数据）更加精准地预测患者的预后。

七、未来的挑战

如何提升AI模型的泛化能力是决定他们能否大规模应用的最重要的问题之一。目前AI在脑胶质瘤中的相关研究大多基于少量的患者人群，而通过少量患者人群构建出的AI模型并不是最优的。另外构建模型时患者的纳入标准也存在很大的异质性，未来需要将其统一。未来需要构建涵盖不同患者人群、大量、多中心、标准化的数据集，用以真正实现AI指导患者的诊断和预后。

由于目前AI在胶质瘤中的应用还处于早期阶段，还没有一项综合的或者前瞻性的研究证明应用AI技术能够确确实实提高患者的预后。此外，临床医生与工程师的交流也是大规模应用AI的一项重要影响因素。目前多数医师受到计算机科学的训练不足，而多数计算机专家对复杂的临床诊疗过程不熟悉。

因此，需要先解决以上提到的挑战和一些法律和伦理问题，AI才能真正成为在脑胶质瘤的日常诊疗中使用的工具。

参 考 文 献

1. Ostrom QT，Gittleman H. CBTRUS statistical report：primary brain and other central nervous system tumors diagnosed in the united states in 2009-2013［J］. Neuro Oncol. 2016；18：v1-v75.

2. Jiang T，Mao Y. CGCG clinical practice guidelines for the management of adult diffuse gliomas［J］. Cancer Lett. 2016；375：263-273.

3. Louis DN，Perry A. The 2016 world health organization classification of tumors of the central nervous system：a summary［J］. Acta neuropathologica. 2016；131：803-820.

4. Gillies RJ，Kinahan PE，Hricak H. Radiomics：images are more than pictures，they are data［J］. Radiology. 2016；278：563-577.

5. Lambin P，Leijenaar RTH. Radiomics：the bridge between medical imaging and personalized medicine［J］. Nat Rev Clin Oncol. 2017；14：749-762.

6. Rudie JD，Rauschecker AM，Bryan RN，et al. Emerging applications of artificial intelligence in neuro-Oncology［J］. Radiology. 2019；290：607-618.

7. Cho HH，Lee SH，Kim J，et al. Classification of the glioma grading using radiomics analysis［J］. PeerJ. 2018；6：e5982.

8. Naser MA，Deen MJ. Brain tumor segmentation and grading of lower-grade glioma using deep learning in MRI images［J］. Comput Biol Med. 2020；121：103758.

9. Lu CF，Hsu FT. Machine Learning-Based Radiomics for Molecular Subtyping of Gliomas［J］. Clin Cancer Res. 2018；24：4429-4436.

10. Li Y，Liu X. MRI features can predict EGFR expression in lower grade gliomas：A voxel-based radiomic analysis［J］. European radiology. 2017；6：162-166.

11. Liu X，Li Y. IDH mutation-specific radiomic signature in lower-grade gliomas［J］. Aging（Albany

NY）. 2019；21：1762-1766.

12. Li Y，Qian Z. Radiomic features predict Ki-67 expression level and survival in lower grade gliomas［J］. Journal of neuro-oncology. 2017；17（2）：769-775.

13. Li Y，Qian Z. MRI features predict p53 status in lower-grade gliomas via a machine-learning approach［J］. NeuroImage Clinical. 2018；17：306-311.

14. Li Y，Liang Y. Radiogenomic analysis of PTEN mutation in glioblastoma using preoperative multi-parametric magnetic resonance imaging［J］. Neuroradiology. 2019；21：308-312.

15. Liu Z，Wang Y. Radiomics analysis allows for precise prediction of epilepsy in patients with low-grade gliomas［J］. NeuroImage Clinical. 2018；19：271-278.

16. Sun K，Liu Z. Radiomics analysis of postoperative epilepsy seizures in low-grade gliomas using preoperative MR images［J］. Front Oncol. 2020；10：1096.

17. Suh HB，Choi YS. Primary central nervous system lymphoma and atypical glioblastoma：Differentiation using radiomics approach［J］. European radiology. 2018；28：3832-3839.

18. Qian Z，Li Y. Differentiation of glioblastoma from solitary brain metastases using radiomic machine-learning classifiers［J］. Cancer letters. 2019；451：128-135.

19. Wang Y，Li C，Zhu T，et al. Multimodal brain tumor image segmentation using WRN-PPNet［J］. Comput Med Imaging Graph. 2019；75：56-65.

20. Jiang T，Nam D-H. Clinical practice guidelines for the management of adult diffuse gliomas［J］. Cancer Letters. 2021；499，60-72.

21. Beiko J，Suki D. IDH1 mutant malignant astrocytomas are more amenable to surgical resection and have a survival benefit associated with maximal surgical resection［J］. Neuro-oncology. 2014；16：81-91.

22. Lacroix M，Abi-Said D. A multivariate analysis of 416 patients with glioblastoma multiforme：prognosis，extent of resection，and survival［J］. J Neurosurg. 2001；95：190-198.

23. Kawaguchi T，Sonoda Y. Impact of gross total resection in patients with WHO grade Ⅲ glioma harboring the IDH 1/2 mutation without the 1p/19q co-deletion［J］. J Neurooncol. 2016；129：505-514.

24. Zhou H，Chang K. Machine learning reveals multimodal MRI patterns predictive of isocitrate dehydrogenase and 1p/19q status in diffuse low-and high-grade gliomas［J］. J Neurooncol. 2019；142：299-307.

25. Li Y，Qian Z. Radiomic features predict Ki-67 expression level and survival in lower grade gliomas［J］. Journal of neuro-oncology. 2017；135：317-324.

26. Li Y，Liu X. MRI features can predict EGFR expression in lower grade gliomas：A voxel-based radiomic analysis［J］. European radiology. 2018；28：356-362.

27. Han Y，Xie Z. Non-invasive genotype prediction of chromosome 1p/19q co-deletion by development and validation of an MRI-based radiomics signature in lower-grade gliomas［J］. J Neurooncol. 2018；140：297-306.

28. Li L，Wang Y，Li Y，et al. Role of molecular biomarkers in glioma resection：a systematic review［J］. Chin Neurosurg J. 2020；6：18.

29. Fabelo H，Halicek M. Deep learning-based framework for in vivo identification of glioblastoma tumor using hyperspectral images of human brain［J］. Sensors（Basel）. 2019；19：178-183.

30. Ker J，Bai Y，Lee HY，et al. Automated brain histology classification using machine learning［J］. J Clin Neurosci. 2019；66：239-245.

31. Kurc T，Bakas S. Segmentation and classification in digital pathology for glioma research：challenges and deep learning approaches［J］. Front Neurosci. 2020；14：27-32.

32. Hu X, Wong KK, Young GS, et al. Support vector machine multiparametric MRI identification of pseudoprogression from tumor recurrence in patients with resected glioblastoma [J]. J Magn Reson Imaging. 2011; 33: 296-305.

33. Jang BS, Jeon SH, Kim IH, et al. Prediction of pseudoprogression versus progression using machine learning algorithm in glioblastoma [J]. Sci Rep. 2018; 8: 12516.

34. Liu X, Li Y. A radiomic signature as a non-invasive predictor of progression-free survival in patients with lower-grade gliomas [J]. NeuroImage Clinical. 2018; 20: 1070-1077.

35. Han W, Qin L. Deep transfer learning and radiomics feature prediction of survival of patients with high-grade gliomas [J]. American journal of neuroradiology. 2020; 41: 40-48.

神经外科推动脑科学的进展

王 政 王宽宇

首都医科大学附属北京天坛医院

神经外科的发展经历了三个阶段，即经典神经外科阶段、显微神经外科阶段及微创神经外科阶段。1862年法国科学家Broca首次提出了运动失语症，标志着经典神经外科的开始；Rhoton教授是显微神经外科的开创者，他致力于神经显微解剖的研究，并创立了著名的Rhoton神经解剖实验室；20世纪90年代以来，神经外科逐步进入微创神经外科时代，其宗旨为以最小创伤的操作、最大限度地为患者解决病痛。

脑胶质瘤是成人最常见的颅内原发恶性肿瘤，具有恶性程度高、易复发的特点，目前的标准化治疗方案为神经外科手术切除基础上辅助以放疗及化疗。随着科技的发展，多种先进技术被应用到脑胶质瘤手术当中，如功能磁共振影像技术、导航技术、术中唤醒技术、基因测序技术等。与此同时，脑胶质瘤手术对脑科学中的诸多技术发展也起到了积极的促进作用。

随着神经影像技术、基因测序技术和计算机神经科学等领域的飞速发展，神经外科学在多个领域取得了突破性进展：研发出使用荧光标记进行手术，能够明显增加脑肿瘤手术切除的范围；研发出使用病毒载体治疗帕金森病的方案，并在临床试验中取得较好疗效；研发出使用人工椎间盘植入术取代颈椎融合的方法治疗颈椎疾病，能够在保持生理活动范围的同时具有同等的预后；开发灵敏的神经电生理监测技术，并将其集成到神经外科手术及脑损伤患者的护理中，以防止继发性神经损伤；脑机接口已从概念设备转变为活跃的人类临床实验，并在控制简单任务中显示出成功希望。同时，神经外科也在促进脑科学发展的研究中起到了重要的作用。

狭义的脑科学指的就是神经科学，指为了了解神经系统内分子水平、细胞水平、细胞间的变化过程，以及这些过程在中枢功能控制系统内的整合作用而进行的研究。广义的脑科学指的是研究脑的结构和功能的科学，还包括认知神经科学等。脑科学的研究成果不仅有助于我们对自然界的了解，而且还将对神经疾病的治疗方法产生深远的影响。目前作为研究重点之一的可植入神经技术已取得重大进展，该技术同新兴的遗传神经生物学方法结合使用为神经科学研究提供了丰富的实验选择。目前比较成熟的应用技术包括用于电生理和电刺激的无线系统（如Neuropixels）、用于对神经活动进行成像的光纤荧光显微镜（如Inscopix）以及用于神经调节的完全可植入的小型发光二极管（如Neurolux）等。目前众多不寻常且具有潜力的概念研究正围绕在这一方向展开，包括神经元样的电极、混合生物－非生物电极、用于高密度电生理平台检测的平面互补金属氧化物半导体系统、用于神经调节或成像的可注射生物共轭纳米材料、用于神经调节的可植入式光电子微芯片等。相信这些概念研究可能会在不久将来取得突破性进展，这一过程离不开神经外科学同脑科学的紧密联系与合作。

曾经，神经外科对于神经退行性变或严重的神经系统损伤无计可施，但是脑机接口这一概念的出现为这类疾病的治疗提供了一线希望。脑机接口指的是通过特定设备在大脑与外部设备之间创建的直接连接，使之可以记录、解释和处理脑电信号，并产生有意义的输出，这些输出可以到达特定机器执行任务。

在脑机接口的研究过程中，信号采集是产生神经假体输出的第一步过程。数据的记录一般是通过标准的头皮EEG电极植入、硬脑膜下电极植入或大脑皮质植入的微电极阵列进行。通过分析植入的微阵列采集到的电信号数据，将从微阵列记录的极其密集和复杂的电生理数据转换为有意义的输出，需要具有丰富计算机编程、信号处理和生物工程领域知识的经验丰富的人员通过强大的计算平台完成。获得电信号对应的指令动作，是研究脑机接口的重要基础。然而，植入的微电极阵列作为外源性异物，也会对皮质及周围脑组织造成一定的刺激，引起周围的星形胶质瘢痕、神经元细胞死亡以及免疫应答等生理病理反应，这些反应会导致微电极阵列采集到的信号会随时间而退化，因此脑电极界面的寿命通常受到时间的限制。随着生物相容性电极材料技术的不断进步，在不久的将来有望逐步解决这一难题。

尽管目前尚无广泛的脑机接口临床选择，但已有多个研究的早期结果为脑机接口的持续发展提供了概念验证数据。在过去的数年中，布朗大学的Donoghue和Hochberg在该领域做出了重大贡献，主要集中在使用非人类灵长类动物以及少数四肢瘫痪患者来完成大脑皮质的微电极阵列记录。该小组最近报道了一例四肢瘫痪患者的皮质微电极记录信号的结果，该病例植入有机硅微电极阵列1000天，证实了该脑电极接口耐用性及有效性。除了提供影响外部环境的输出信号外，通过脑机接口提供感觉反馈的能力也在积极探索中。杜克大学的Nicolelis小组报道了"脑－机－脑"方法的结果，该方法提供了来自机器人执行器的微刺激感觉皮质反馈数据。事实证实，神经外科学同其他多学科联合发展为人脑交互并在外部环境中驱动后续动作提供了理论与技术支持。从当前多重实验结果来看，对于卒中、肌萎缩性侧索硬化症、颈脊髓损伤和许多其他可能损害神经系统功能而皮质仍保持相对完整的情况下，有希望通过使用脑机接口从本质上改善患者神经功能状态。

神经外科技术之所以引起人们的广泛关注是因为它们可以促进重要的神经科学研究领域的发展。作为用于解决神经系统疾病和各种形式的器官功能障碍的先进系统，神经系统监控和神经调节的功能最终也可能应用到人类医疗保健相关领域，但仍然存在许多难点亟待解决，需要进一步的发展与创新。植入物的主要生物障碍之一是异物反应，因此迫切需要研究具有更好的机械适应性以及生物相容性的植入材料。但是，有时生物–非生物界面的某些特性可能会限制植入物长期的稳定性，因此植入物日趋小型化的趋势将减少这些影响的总体趋势，但有时可能会因此降低信号的质量。光遗传学接口的图案化的高密度照明需要纳米或微米级发光二极管或其他先进的光子方案的阵列，同时必须将组织的吸收和散射特性视为基本限制因素，因此可能会限制浅深度和短距离的应用。用于微流体药物输送的系统可扩展至微米或纳米级的配置，但是组织瘢痕会导致出口堵塞，并在出口破裂时导致潜在的组织损伤，因此以单神经元分辨率进行多位点药物递送的能力将需要更多的开发工作。

这些神经技术中的大多数都依靠有线连接来进行电源传输和数据收集，由于系绳或大型头戴式耳机的不良影响，使用此类系统进行的涉及动物群之间社会行为的研究很难甚至不可能进行。因此，无线设备尤其是那些完全可植入且无需电池的设计显得更为重要。实际上类似系统的研究已取得较大进展，并应用于光遗传学、光度测定、血氧饱和度测定、药理学传递、温度监测以及测量微血管和大血管的血流等领域。

生物化学传感领域也具有十分光明的前景。对于光学传感器，在长期研究过程中发现cpFP和基于FRET的FP探针的细胞内化是必须克服的主要挑战。目前开发这种探针所涉及的低产量、高成本和费时的过程限制了进展的步伐。EC传感器存在一些额外的困难，例如必须开发用于高密度电极阵列上将不同生物受体特异性固定的途径，以进行多分析物、高分辨率作图，此外当与坚硬的传感器表面接触时，软生物受体的变质需要特别注意，同时也需要注意传感器表面生物结垢以及信号产生漂移的相关挑战。

任何此类开发工作的目标都在于可以转化为研究社群的技术，并且在某些情况下还可以将其用于人类的疾病治疗。许多政府机构，连同私募股权公司和慈善组织，都在这些领域中表示支持，其专门目标是彻底改变我们对人脑的理解并创造相关的商业机会。最近的一个令人振奋的例子是Neuralink公司生产的由192条细丝构成的3072通道神经接口，可作为神经疾病的潜在计算机接口和临床治疗工具。由学术界和工业界共同努力推动的融合将有助于促进此类型技术的发展和传播，这些技术是神经科学界广泛使用的工具，对脑科学领域具有深远的影响。

参 考 文 献

1. Jiang，T. CGCG clinical practice guidelines for the management of adult diffuse gliomas［J］. Cancer letters. 2016；375：263－273.

2. Richardson MD，Parker JJ，Waziri A. Advances in neurosurgery：Five new things［J］. Neurology Clinical practice. 2012；2：201－207.

3. Bouthour W. Biomarkers for closed-loop deep brain stimulation in Parkinson disease and beyond［J］. Nature reviews. Neurology. 2019；15，343－352.

4. Vazquez-Guardado A，Yang Y，Bandodkar AJ，et al. Recent advances in neurotechnologies with broad potential for neuroscience research［J］. Nature neuroscience. 2020；23：1522－1536.

5. Hong G. A method for single-neuron chronic recording from the retina in awake mice［J］. Science. 2018；360：1447－1451.

6. Rochford AE，Carnicer-Lombarte A，Curto VF，et al. When bio meets technology：Biohybrid neural interfaces [J]. Advanced materials. 2020；32，e1903182.

7. Tsai D，Sawyer D，Bradd A，et al. L. A very large-scale microelectrode array for cellular-resolution electrophysiology [J]. Nature communications. 2017；8：1802.

8. O'Doherty JE. Active tactile exploration using a brain-machine-brain interface [J]. Nature. 2011；479：228-231.

9. Musk E，Neuralink. An integrated brain-machine interface platform with thousands of channels [J]. Journal of medical Internet research. 2019；21：e16194.